樺沢紫苑
精神科医・作家

「つらい」を科学的になくす7つの方法

「苦しい」が「楽しい」に変わる本

あさ出版

はじめに

こんにちは、精神科医の樺沢紫苑です。

私をご存知の方の多くは、私に「フェイスブックやツイッターの専門家」というイメージをお持ちかもしれません。

私の本業は、精神科医です。今まで、大学病院、総合病院、精神科専門の病院、クリニックなどで、多くの患者さんを診察してきました。

毎日、必死に診療を続け、1年で100人くらいは治したでしょうか。しかしながら、1人退院したかと思えば、また1人入院の患者さんが来られます。外来にも、毎日新規の患者さんが、続々受診されます。

日本では、13年連続で、年間3万人以上の自殺者が出ていますが、自分の力で食いとめられる自殺は、せいぜい数人といったところでしょう。私は無力感にさいなまれました。

2004年、長年の希望がかないアメリカ、シカゴのイリノイ大学に研究留学しました。そこは、うつ病や自殺の研究で世界的に有名な大学でした。私はそこで、自殺者の脳で増減している脳内物質やタンパク質を生化学的に調べる研究をしました。

待ちに待っての留学でしたが、そこでも私は大きな失望を感じることになったのです。

幸運にも、自殺と直接関係している物質が発見されたとして、それが解明され、自殺を予防する薬として実用化するまでに、10年、あるいは20年といった長い時間がかかります。毎日、試験管と向き合いながら、この研究が今、苦しんでいる患者さんを救うことに、どれほど貢献しているのかと考えると、ほとんど無駄なように思えてきたのです。

息抜きに、研究のあとや休みの日に、「シカゴ発　映画の精神医学」というメールマガジンを発行しました。映画好きなので、映画を題材に精神医学や心理学を解説したらおもしろいだろうな、という軽い気持ちで始めたのです。

海外から発信しているということに加え、当時はメルマガブームもあって、読者数が4万人を超えました。

「これだ！」と思いました。

「情報」こそが、予防につながるのです。

病気を知らなければ、病気にかかりやすくなる行動をしていてもわかりません。また、病気になったことに気づくのも遅れ、診察を受けるのも遅くなってしまいます。

ある程度の知識さえあれば、身体の病気も心の病気も、予防できるのです。万が一病気になったとしても、すぐに診察を受ければ、ひどくならないうちに治すことができます。

今でこそよく見るようになりましたが、「うつ病」や「メンタル疾患」に対する情報や知識は、当時圧倒的に不足していました。

「うつ病やメンタル疾患の予防になる、精神医学や心理学、脳科学の知識などを、わかりやすく発信しよう！」

そう決めて、まずはメルマガから始め、その後ツイッターやフェイスブックなど、ソーシャルメディアへと広げていきました。現在ではインターネットを利用して、累計33万人以上に情報発信できるようになりました。

「うつ病やメンタル疾患の患者さんを治す」のが精神科医の仕事と考えられますが、私の使命は「情報発信で心の病にかかる人を減らす」ことと考えています。

心の病を防ぐためには、「ストレス」を減らすことが必要です。ストレス発散や解消の方法を説いた本はたくさん出ていますが、実は「ストレスがたまってきた」と自覚してから発散しても手遅れなのです。ストレスとは、自覚しづらいもので、「ストレスがたまった」と感じる頃には、うつ病の入口くらいには来ているかもしれないのです。

日常生活や仕事で、多くの人が「苦しい」「つらい」と感じることがあると思います。

誰でもあります。もちろん、私もあります。

そうした、ほんの些細な「苦しい」が、積もり積もると「ストレス」となり、それが継続すると「うつ病」につながり、ひどいケースでは自殺に至ることもあるのです。

ですから、あなたが健康で過ごし、バリバリ働くためには、日々の「苦しい」を取り除くことが必要です。それも、ただ取り除くのではなく、「楽しい」に変わるなら、どんなに素晴らしいでしょう。

最近の脳科学、心理学研究のなかから、科学的な裏づけがしっかりとしたものを選りすぐり、誰でも簡単に取り組むことができて、すぐに結果を出せる〝「苦しい」が「楽しい」に変わる方法〟を本書にまとめました。

映画評論家でもある私が、誰もが知っている映画のシーンを例に説明しているところもあるので、「あのシーンか」と思い出したりしながら、肩ひじを張らず、「楽しんで」読み進めていただければ嬉しく思います。

２０１１年９月

樺沢 紫苑

第1章 「苦しい」と「楽しい」の基本

第2章

「苦しい」が「楽しい」に変わる7つの方法

第3章 「苦しい」をモチベーションに変える技術

第4章　「嫌い」を「好き」に変える人間関係を改善する5つの技術

第5章 変えられない「苦しい」を「楽しい」に変える方法

第6章 究極の「苦しい」解消法

第１章

「苦しい」と「楽しい」の基本

本章では、「苦しい」とは何か、「楽しい」とはどういう状態かを、脳科学や脳内物質の働きから説明したいと思います。

あまり知られていませんが、人間の感情は、脳内物質によってつくられています。

つまり、「苦しい」も「楽しい」も、誰にでもあてはまる一定の脳内物質の変化、動きのパターンなのです。

「苦しい」のメカニズムがわかれば、対処法がわかります。

「楽しい」と感じる脳内物質の変化を起こせれば、誰でも「楽しい」状態になるのです。

専門用語はできるだけ使わず、難しい話は出てこないようにしていますが、すぐに「苦しい」が「楽しい」に変わる方法を知りたい方は、第２章からお読みいただいても結構です。

1

「苦しい」って、なんだろう？

「苦しい」「楽しい」をつかさどる脳内物質

近年の脳科学研究によって、「感情」や「気分」は物質に還元されることがわかってきました。つまり、「心」の変化と思われていたことが、実は脳内物質やホルモンの増減だったことが解明されてきたのです。

言い換えると、「苦しい」とは、脳内物質、ホルモンの変化に過ぎないということです。私たちは、苦しい状況に陥ると、不安と恐怖に支配され、気分も落ち込みます。しかし、それは生体のストレス反応、つまり条件反射のようなものなのです。

「苦しい」状態では、「ノルアドレナリン」「アドレナリン」「コーチゾール」という「3大ストレスホルモン」と呼ばれるものが分泌されます。これらの物質が、私たちの心や身体に悪影響を与えます。

「楽しい」もまた脳内物質の変化で、楽しいときに分泌する脳内物質が「ドーパミン」「エン

「苦しい」と「楽しい」に関係する脳内物質、ホルモン

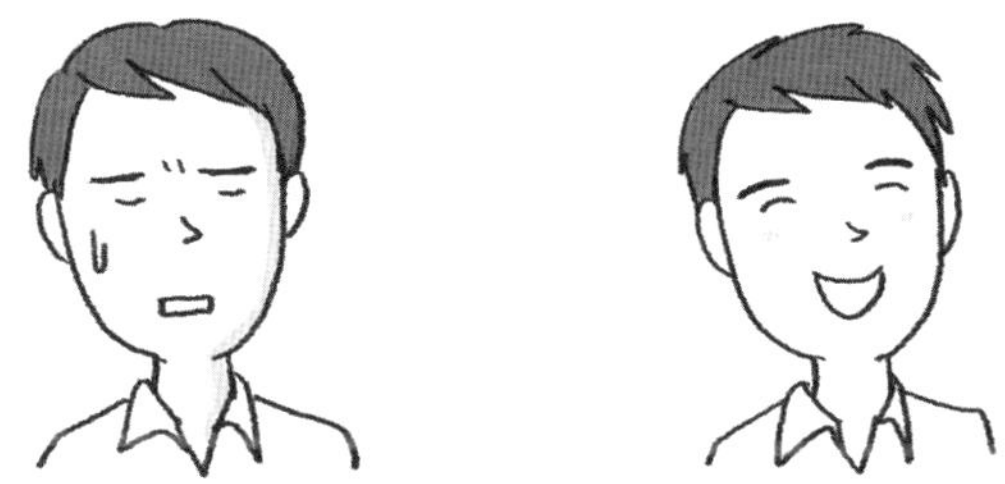

- **ノルアドレナリン**（苦しい）
- **アドレナリン**（怒り、イライラ）
- **コーチゾール**（体調不良、ストレスホルモン）
- **セロトニン**（不足すると不安を招く）

- **ドーパミン**（幸福）
- **エンドルフィン**（快楽）
- **セロトニン**（やすらぎ）

ドルフィン」「セロトニン」です。

ドーパミンは、「幸福物質」とも呼ばれ、目標を達成したとき、夢や願望が実現したときに分泌されます。「やったー！」と達成感を感じているときは、ドーパミンが出ている状態です。

あるいは、何かこれから楽しいことがあるという「ワクワク」した気分のときにも分泌されます。また、大好きなあの人のことを考えて「ドキドキ」するときにも出ています。

「楽しい」に欠かせないもう1つの脳内物質が「エンドルフィン」です。これは「快楽物質」と呼ばれ、ドーパミンの約20倍の「幸福感（強い快楽）」を与えてくれ

るものです。スポーツの大会で優勝したときなど、大きな目標を達成し、気分が高揚しているときに分泌されます。また、激しい運動を続けているときにもエンドルフィンは出ます。

ドーパミンやエンドルフィンは、「興奮」などエキサイティングな「楽しさ」「幸福感」。つまり、「ホットな楽しさ」と関係していますが、反対に「クールな楽しさ」と関係するのが、セロトニンです。

マッサージを受けているときの気持ちよさや、大自然のなかで感じられる「やすらぎ」は、セロトニンによるものです。セロトニンは「癒しの物質」とも呼ばれ、「癒された～」と感じるときに分泌されています。感動し、涙を流したときにも出ます。

また、坐禅や瞑想、読経などによってもセロトニンは活性化します。心が静かで、落ち着いたような状態とセロトニンは関係しているのです。

セロトニンの分泌が低下すると、落ち着きがなくなり、イライラしたり、不安になります。「やすらぎ」とは反対の状態になるのです。

しょせん、脳内物質の変化

あなたの職場で、あなたと同じ仕事をこなしている同僚たち。あなたにとってはひどく

「つらい」仕事でも、ほかの人は楽しそうにこなしている、ということはありませんか？

同じ仕事を、同じ時間やっても、ある人にとっては楽しく、ある人にとっては苦しい。

何が違うのかというと、脳内の反応が違うのです。

仕事への取り組み方や姿勢、考え方、ちょっとした受けとめ方、目標の設定など、頭のなかの回路を切り替えるだけで、「苦しい」脳内物質が分泌されている状態が、「楽しい」脳内物質が分泌される状態へとチェンジします。

あなたの「苦しい」は「楽しい」に変えられる。それは、科学的に証明された事実です。

あなたにとっての深刻な状況。悩みやストレスの原因。どう頑張っても、自分の「苦しい」「つらい」は変えられない……。そんなことはありません。

「苦しい」や「つらい」は、しょせん、脳内物質です。あなたの「苦しい」は、間違いなく「楽しい」に変わります。

その具体的な方法は第2章から説明していきますが、まずはもう少し「苦しい」についてお話しします。

2

「苦しい」と視野狭窄に陥る

「苦しい」と周りが見えなくなってしまう

「『苦しい』は脳内物質の変化」「今の『苦しい』は間違いなく『楽しい』に変わる」

そう言われても、今「苦しい」人は、なかなか受け入れられないと思います。

この「苦しさ」が、そう簡単に終わるはずがない。いや、どこまでも抜けない真っ暗なトンネルのように、永遠に続くのではないか？　そんな絶望にも近いマイナスの考えが、次々と頭をよぎることと思います。

なぜそう思うのでしょうか？「苦しい」人は、必ず視野狭窄《きょうさく》（視野、視界が狭くなり、周りが見えなくなってしまう状態）に陥るからです。今ある目前の「苦しい」で頭がいっぱいになってしまい、それ以外のことが考えられなくなってしまうのです。

逆に言うと、**物事の全体像をとらえられれば、「苦しい」以外のポジティブな側面も見えてきます。**

「苦しい」が引き起こす視野狭窄の様子

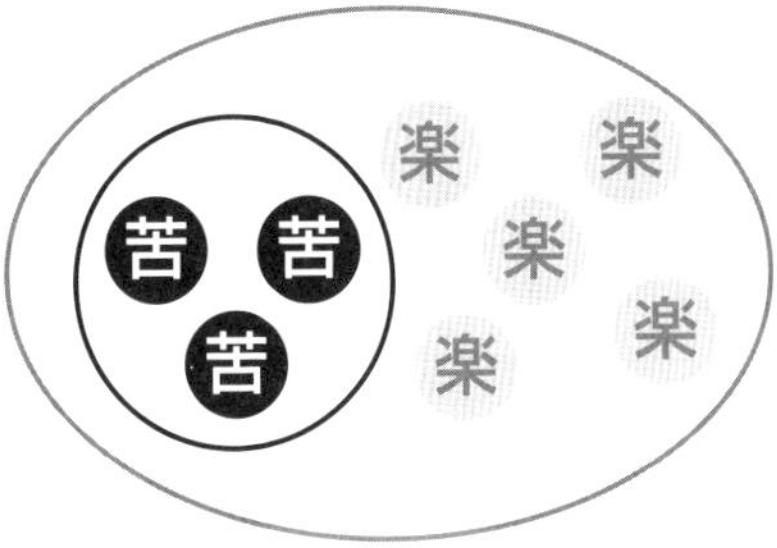

視野狭窄では
「苦しい」しか見えない

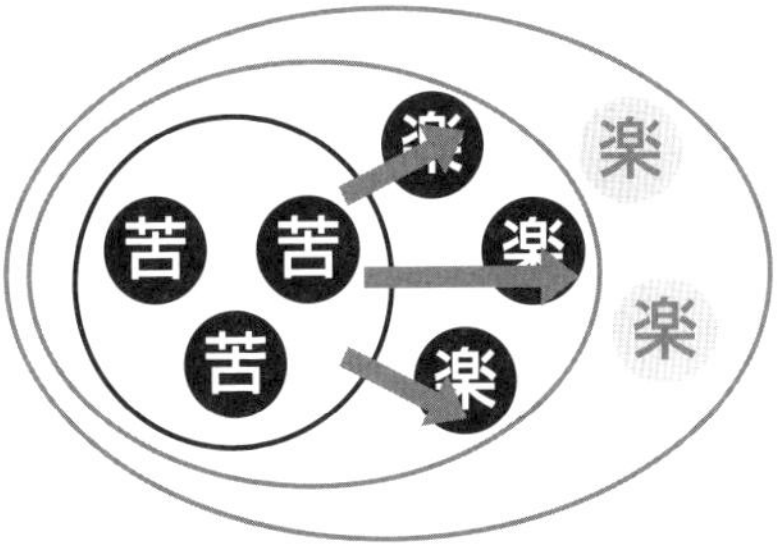

視野拡大（客観視）で
「楽しい」が見えてくる

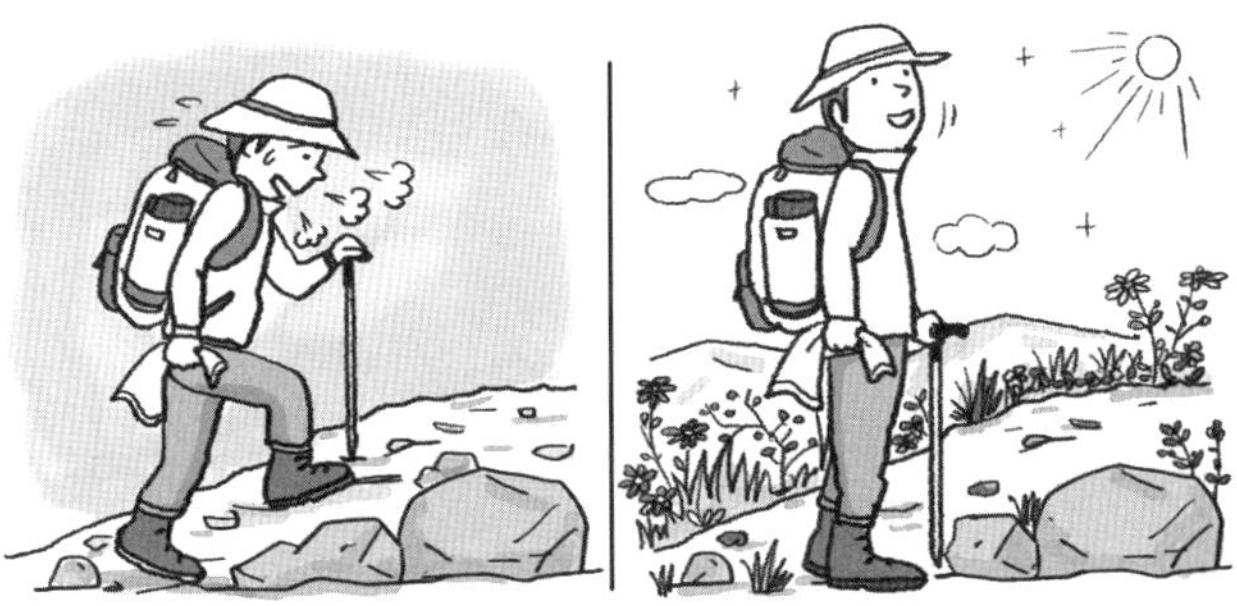

「自分の客観視」が大切。

たとえば、急な山道を登っているとき。苦しいのでうつむいていると、山道の苦しさだけが襲いかかってきます。しかし、顔を上げて周囲を見たらどうでしょう。木々の緑、美しい花など、素晴らしい風景が広がっているのです。しかし、そこに注意を向けない限り、どんなに美しい風景も目に入ってきません。それが、「苦しい」の視野狭窄です。

自分のごく近くのことしか見えなくなり、物事の全体像が見えないから、今の「苦しい」状況しか目に入らなくなります。もっと広い視点で、「鳥の目」で全体をながめてみると、プラスの側面も必ず見えてくるのです。

「鳥の目」で見るための具体的な方法は、第2章で説明します。

「100%の苦しい」はない

視野狭窄について、もう少しお話しします。私の外来に通院している患者のAさんは、足の痛みとその苦しさについて、毎回、延々と話し続けます。私は尋ねました。

樺沢 「ここ2週間で何か楽しかったことはありませんか?」

Aさん 「ありません」

樺沢 「本当にありませんか? 何か、1つくらいは楽しいことがあったんじゃないですか？」

Aさん「ありません」

樺沢「話は変わりますが、Aさんはお友だちと会ったりすることはないですか？」

Aさん「あります」

樺沢「最近は、いつ会いました？」

Aさん「先週の月曜日です」

樺沢「そのお友だちと、どこへ行ったのですか？」

Aさん「カラオケです」

樺沢「そのお友だちと、何か食べましたか？」

Aさん「喫茶店でケーキを食べました」

樺沢「友だちと喫茶店でケーキを食べ、カラオケで盛り上がった。それって、結構、楽しかったのではないですか？」

Aさん「ええ、そういえば楽しかったですね」

「苦しい」を訴え続けていたAさん。彼女の話を聞いていると、痛みを抱えて布団のなかで一日中うずくまっているようなイメージがありましたが、実は友だちと会うために外出もするし、おしゃべりもカラオケもしていました。

しかし、Aさんは自分の「苦しさ」に目を奪われ、日々の生活に「楽しさ」があることに気づかずにいたのです。これが視野狭窄です。**「苦しい」状況にある人は、まずいません。「100%苦しい」と語りますが、生活のすべてが「苦しい」で埋め尽くされている人は、まずいません。**

視野を広げるだけで、誰でも「楽しい」を発見できる。「苦しい」が大部分でも、今の状況、仕事、生活のなかに、どこか楽しい部分や、ホッとする一瞬は、よく探せば、発見できるのです。

「苦しい」の先に必ず「希望」がある

「どのようなときにも人生には意味がある。
なすべきこと、満たすべき意味が与えられている。
あなたを必要とする何かがあり、あなたを必要とする誰かがいる。
その何かや誰かのために、あなたにも、できることがある。
その何かや誰かは、あなたに発見され、実現されるのを待っている」

（精神科医ヴィクトール・E・フランクル『夜と霧』みすず書房より）

オーストリアの精神科医、フランクル。ユダヤ人の彼は、第二次大戦中、ナチスの強制収容所に収容されていました。死と隣り合わせの地獄の日々。おそらく、この世で最も苦しい場所の1つだったに違いありません。多くの人が絶望し、死んでいくなかで、最後まで希望を失わず生き残った収容所の体験を元に書かれたのが『夜と霧』。限界状況の体験に基づいた言葉だけに、圧倒的な説得力があります。

フランクルは、また次のように語っています。

「悩んで悩み抜け。苦しんで苦しみ抜け。
絶望の果てにこそ、暗闇のなかに一条の希望の光が届けられてくるのだから」

「苦しみ」の先には、必ず「希望」がある。収容所生活を強いられていたフランクルですら、「希望」を見出していたわけです。

今「苦しい」あなたにも、「希望」はあるはず。「100%の苦しい」は、存在しないのです。

3 「苦しい」があるから「楽しい」が生まれる

「楽しい」は「苦しい」のあとにやってくる

「人生、楽あれば苦あり」と言いますが、私は「人生、苦なければ楽なし」が正しいのではないかと思っています。

あなたの「楽しい」は、どんなときですか？　私が最も「楽しい」と感じるのは、「加圧トレーニング」が終わったあとです。

加圧トレーニングとは、腕や太腿のつけ根に血圧計の加圧帯のようなものを巻き、圧力をかけて血流を遮断した状態で筋肉トレーニングを行うものです。通常のトレーニングと比べて、同じ時間、同じメニューでも、何倍も疲労するため、数倍のトレーニング効果が得られます。

非常に素晴らしいトレーニングなのですが、実際にやってみると、おそろしくつらいものです。筋肉に思うように力が入らず、アッという間に疲労して、手や足が動かなくなります。地獄のような苦しみ、と言ってもよい。私のすすめで体験した友人が、最初のトレーニング終了後、「人生で、こんなに苦しい思いをしたことはない」と語ったほどです（笑）。

地獄のように苦しい加圧トレーニングですが、私は1年以上続けています。なぜ続けているのかというと、トレーニング後の気分が実に爽快だからです。心も身体も実に晴れやかな、圧倒的な充実感と達成感！　特に、シャワーを浴びたときの気持ちよさ。

スポーツの経験がある方ならば、運動後の「最高！」と叫びたくなるほどの「気持ちよさ」は、ご理解いただけると思います。私もいろいろなスポーツをやってきましたが、この終わったあとの「爽やかさ」の程度が、加圧トレーニングは尋常ではないのです。

「楽しい」は、「苦しい」のあとにやってくる。「人生、苦なければ楽なし」と、つくづく思います。

「苦しい」を超えて感動的勝利をつかんだ岡田監督

「感動というものは、何か苦しいことや目標に向かって努力することで、初めて『やったぁ！』と思うんじゃないかと」

（元サッカー日本代表監督、岡田武史）

岡田監督といえば、2010年のサッカーワールドカップ南アフリカ大会で、日本代表をベスト16入りさせた、日本サッカー界の救世主のような存在です。しかしながら、岡田監督率いる日本代表はW杯前のテストマッチでは4連敗を喫し、マスコミや世間から「岡田やめろ！」と強烈なバッシングを受けました。

そんな「苦しい」状況をはねのけての、W杯本戦での予選突破、決勝トーナメント進出は本当に素晴らしいことです。「苦しい」があまりにも大きかっただけに、結果が出たときの「喜び」や「感動」も、ひとしおだったに違いありません。

「苦しい」を「楽しい」に変える物質、ドーパミン

「苦しい」のあとに「楽しい」がやってくる。そして、その「苦しい」が大きいほど、そのあとの「楽しい」もまた大きなものになる。

この法則を、私たちは経験的に知っていると思います。なぜそうなるのでしょうか？その脳科学的な理由は実に明快です。

それは、「苦しい」のあとに、「幸福物質」のドーパミンが分泌されるからです。ドーパミンは、目標を設定し、困難を克服し、自分の壁やハードルを突破したときに分泌されま

「苦しい」を「楽しい」に変えるドーパミン

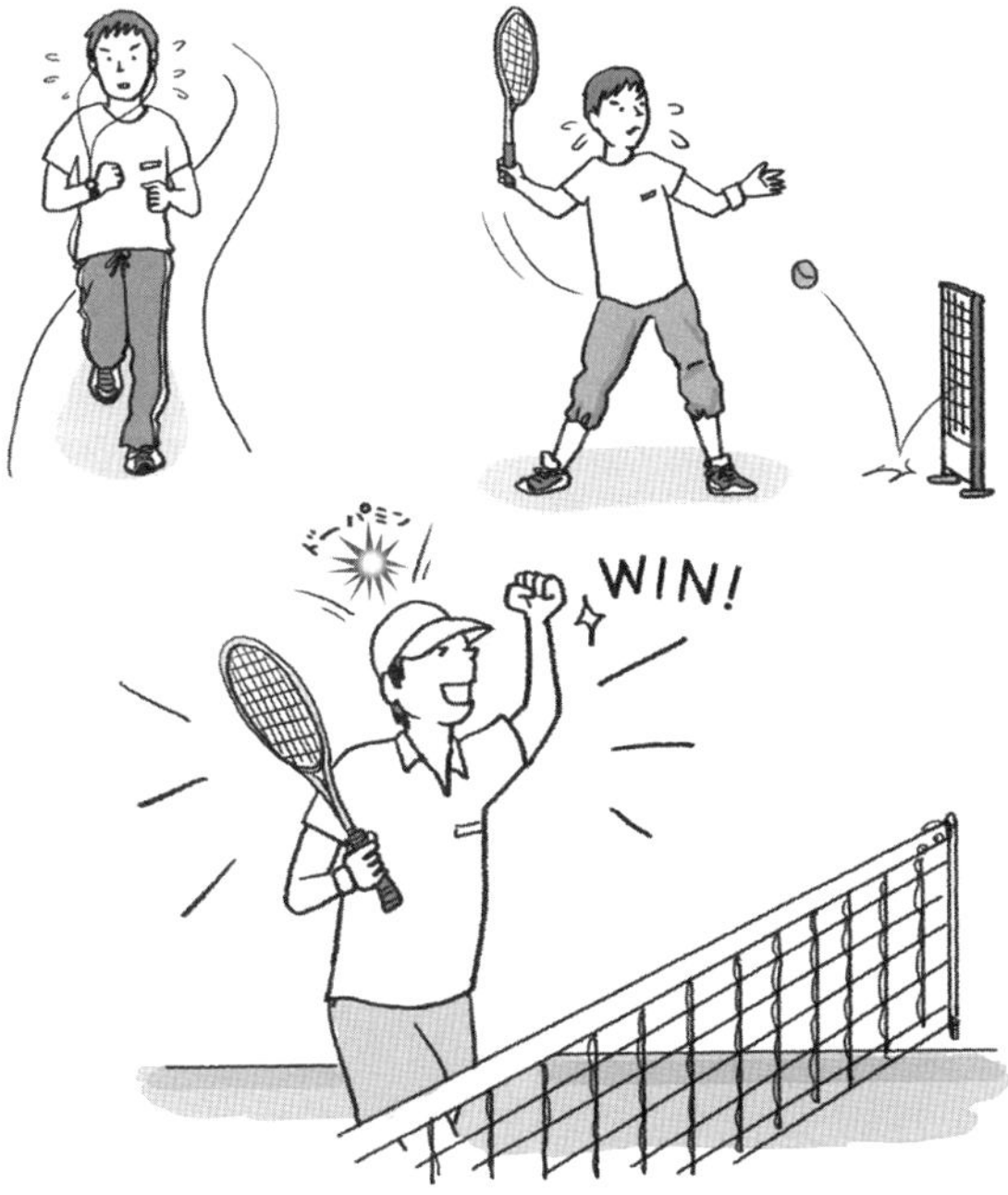

「苦しい」を乗り越えたとき、
ドーパミンが出る。

す。何かにチャレンジし、人間を進歩と向上へと駆り立てる、モチベーションの源となる物質です。

ドーパミンは、簡単すぎる課題をクリアしても分泌されません。ある程度の難易度、困難を乗り越えて初めて分泌されます。

「苦しい」がないとドーパミンは出ないのです。だから、ドーパミンの分泌の特性から考えて、「苦しい」のあとに「楽しい」がやってくるのは、当然のこと。それどころか、「苦しい」がなければ、「楽しい」はないとも言えます。

「苦しい」のない100％の「楽しい」は、存在しません。もしあったとしても、そんな「楽しい」にはすぐ慣れて、飽きてしまいます。そうなると、「楽しい」と感じられなくなってしまうのです。

「苦しい」は、「楽しい」「幸せ」「感動」の前兆とも言えます。それを乗り越えた先の「楽しい」「幸せ」は約束されているも同じです。ですから、苦しいからといって、落ち込む必要などないのです。**あと少しで「苦しい」は「楽しい」に変わる。**それがわかっていると、「苦しい」を乗り越える勇気がわいてきませんか？

第２章

「苦しい」が「楽しい」に変わる７つの方法

第１章を読んで「『苦しい』が『楽しい』に変わることはよくわかったけれど、そんなにうまくいくのかな？」と思われた方も多いと思います。

この章では、「苦しい」が「楽しい」に変わる具体的な方法をお伝えします。私が実際に行って効果を確かめたもの、信用できる研究所や学者が調べて発表したものなど、どれも納得いただけるものになっていると思います。

また、すぐにできる方法ばかりですから、この本を読みながらも、実践してみてください。

1

「楽しい」ことを考える

講習会でわかった「楽しい」の力

以前、〝「苦しい」が「楽しい」に変わる方法〟という講習会を開催したとき、簡単なワークをしました。

最初に、名刺サイズのカードを参加者に配ります。そして、仕事や生活で「苦しい」「つらい」「嫌だ」と思うことを、たくさん書いてもらいます。みなさん、次々とカードに書き出していました。

書き終わったあとに、隣の参加者とペアになってもらい、カードのなかから最も「苦しい」と思うことをそれぞれ発表してもらいました。初対面のせいか、みなさん緊張した面持ちで、笑顔もほとんど見られません。

次に、仕事や生活で「楽しい」「幸せ」と思うことを、書いてもらいます。そのあとに、カードのなかで最も「楽しい」と思うことを、それぞれ発表してもらいました。すると、驚くべきことが起こったのです。

「よーい、スタート！」

私のかけ声と同時に、自分の「楽しい」を話し出した参加者の表情が、一瞬にして和らいだのです。ほとんどの人が笑顔を見せ、実に楽しい雰囲気が、会場全体に広がりました。何分か前までは、緊張し、固くなっていた参加者の表情が、ここまで短時間でガラッと変わるとは……。

「楽しい」ことをイメージするだけで、人間は「楽しい」気持ちになり、笑顔まで出てくることが、実験で明らかにされました。

「苦しい」ことを考えただけで、免疫力が低下した⁉

人間は「楽しい」ことをイメージするだけで「楽しい」気持ちになり、「苦しい」ことをイメージするだけで気分が落ち込み、ストレスを感じるようになります。

UCLAの演劇学科で行われた実験があります。被験者は、これまでの人生で起こった最も気がめいることについて一日中考え、それを科学者の前で演技しながら表現する、というものです。実験の間、被験者はスタニスラフスキー方式の練習をしました。これは、おびえる場面であれば、おびえたものの記憶を詳細にたどり、実際におびえた感情を引き出しながら演じるというものです。

もう一方のグループには、幸せな記憶だけを思い出して演じてもらいました。その後2つのグループから数回採血し、免疫機能を継続的に調べたところ、楽しい記憶を思い出したグループの免疫細胞は数も多く、活発でした。それに対して、気がめいる記憶を思い出したグループは、免疫細胞の数が著しく低下し、その活動性も低くなり、感染症にかかりやすい状態になっていたのです。

「悲しい」「苦しい」「つらい」ことをイメージするだけで、わずか1日で免疫力が低下するという身体の変化があったのです。

これはつまり、**ストレスを受けるか受けないかは、あなたが実際にストレスを受けているかどうかが問題ではなく、あなたの頭のなかが「苦しい」と感じているか、「苦しい」で埋め尽くされているかによって変わってくる**ということです。

ですから、「苦しい」からといって、「苦しい」ことばかりを考えると、余計にストレスホルモンを増加させ、ストレスの悪影響を受けてしまうのです。

「苦しいを超えた姿」が、勇気をくれる

とはいえ、地獄のように「苦しい」、その瞬間に「『楽しい』をイメージしなさい！」と言われても、そう簡単にはできません。

誰でも簡単にできるイメージ・トレーニング。それは、「苦しいを超えた自分」をイメージすることです。「今の困難を乗り越え成長した自分」をイメージするのです。

私は加圧トレーニングをしているとき、猛烈に苦しい、もう頑張れないと思ったとき、心のなかで「10キロ減量！」と叫びながら、自分が10キロやせた姿をイメージします。脂肪で三段になったメタボ腹ではない、筋肉で引き締まったお腹を想像するのです。

そうすると、不思議なことに「苦しい」は消えてなくなり、「まだまだ頑張るぞ！」とモチベーションがわいてきます。

見積書提出の締め切りが迫って猛烈に忙しいビジネスマン。時間に追われながらも、数字を間違うことは絶対にできない、緊迫したとき。

「これが終わったら、ビールと餃子だ！」

と心のなかで叫び、仕事のあとに祝杯を上げている自分をイメージします。

そんなことで、と思われるかもしれませんが、自分にとって「楽しい」瞬間をイメージ

すると、間違いなく「苦しい」気持ちは薄まります。

逆に、「苦しい」「つらい」「どうしよう……」「間に合わない！」と、悪いことばかり考えると、どんどんパニック状態に陥り、余計に仕事がはかどらなくなります。

ですから、**「苦しい」ときほど、「楽しい」をイメージするクセをつけましょう。**肉体は自由でなくとも、精神は自由なはず。考えるだけなら何でもできます。どうせなら「楽しい」ことをイメージして、ストレスを吹き飛ばしましょう。

「楽しい」をイメージするだけで楽しくなる理由は？

「3億円のドリームジャンボ宝くじ。もし当選したら、どう使う？」

考えただけで、ワクワクしますね。

「1週間の海外旅行。どこに行って、何をしようか？」

まだ、出かけてもいないのに、ガイドを片手に、旅行の計画を立てている瞬間、とってもワクワクします。

なぜ「楽しい」ことを考えただけで、ワクワクするのでしょうか？　それは、「楽しい」をイメージすると、幸福物質のドーパミンが分泌されるからです。

ドーパミンは不思議な物質です。目標を達成して「やったー！」と大喜びする瞬間にドーパミンが出ている、というのは感覚的にも理解しやすいと思います。実は、**ドーパミンは目標を立てただけでも分泌されるのです。**

目標を明確にイメージし、実現したときの自分を想像すればするほど、たくさん分泌されます。

ビジネスの成功法則の本によく「成功した自分を明確にイメージしよう」と書かれていますが、その理由は、明確にイメージするほど、ドーパミンが分泌されるからです。

ドーパミンはモチベーションを高める物質です。「やるぞ！」「頑張るぞ！」という気持ちを引き出してくれます。脳の機能をアップさせて、目標の実現を後押ししてくれる、そんな究極のスーパー脳内物質が、「楽しい」をイメージするだけで分泌されるのですから、イメージしないほうが損というものです。

2

ポジティブに言い換える

金メダリスト高橋尚子さんの「伸びシロ」思考

「マラソンの練習をしていて、ものすごく苦しいとき。『今、私は成長の伸びシロにいるんだ』と思うようにします」

（マラソン金メダリスト、高橋尚子）

私の大好きな言葉で、この話を聞いてから、私は苦しくなったとき、「今、自分は成長の伸びシロにいる！」と心のなかで叫びます。

そうすると、苦しくて苦しくてどうしようもなかったのが、一瞬にして楽な気持ちに変化するので不思議なものです。

筋肉トレーニングは、今出せる力の90％くらいでやっても、ほとんど効果がないといわれています。１００％の力。いや、１１０％とか１２０％の力。「これが自分の限界だ！」

というギリギリのトレーニングによって、筋力や身体能力は高まっていくのです。

メンタルにおいても同じことが言えるでしょう。ギリギリの厳しい体験をしてこそ、精神的なたくましさが育っていきます。

また、前述のように、厳しいハードルを超えた瞬間により多くのドーパミンが分泌されるので、大きな成長を生みます。**「『苦しい』は『伸びシロ』」は脳科学的にも正しいのです。**

「苦しい」を「試練」に。「失敗」は「経験」に

ちょっとした言い換えだけで、「苦しい」を「楽しい」に変えることは可能です。たとえば「苦しい」を「これは試練だ！　これを乗り切れば、自分は成長できる！」と言い換えてみましょう。

それだけで、不思議なことに「苦しい」は緩和され、「自分は今、成長の途中だ」という気がしてきて、むしろ楽しくなってくるではありませんか。

苦しい状況にあるとき。頭のなかは、「苦しい」「嫌だ」「つらい」「困難」「苦難」「苦行」「ダメだ」「運が悪い」「なんでこんな……」といった、ネガティブな言葉でいっぱいになります。これを別の言葉に置き換えてしまいましょう。

「試練」「挑戦」「チャレンジ」「チャンス」「限界突破」「貴重な体験」「滅多にできない経験」「訓練」「鍛錬」「可能性の発見」「飛躍」「超越」「自己成長の糧」などなど。

「失」って、「敗」れると書いて「失敗」。この言葉のあとには、マイナスなことを言いたくなります。「失敗した。もうこりごりだ。チャレンジはやめよう」。

ここは**「失敗」と言わずに、「経験」と置き換えてみてはどうでしょう。**「よい経験をした。だから、次は成功するだろう」「今回の経験から学んだことは多い。次は、間違いなくうまくいく」。「経験」という言葉のあとには、自然にポジティブな言葉が続いていきます。

このように、ちょっとした言葉の置き換えでも、「失敗」による「苦しい」が緩和され、次なるエネルギーに置き換えられるのです。

「イエス」と言うだけで人生は変わる

ネガティブな言葉をポジティブにしただけで、気持ちが簡単に切り替わるなんてことが、本当にあるのでしょうか？　そう思う人に是非見ていただきたい映画が、『イエスマン〝YES〟は人生のパスワード』です。

仕事でもプライベートでも、常に「ノー」「嫌だ」「パス」とネガティブな言葉を連発す

ポジティブな言葉に置き換える

苦しい

苦しい
失敗
困難・悩み
壁・ハードル

置き換え →

楽しい

試練
経験
成長課題
チャレンジ

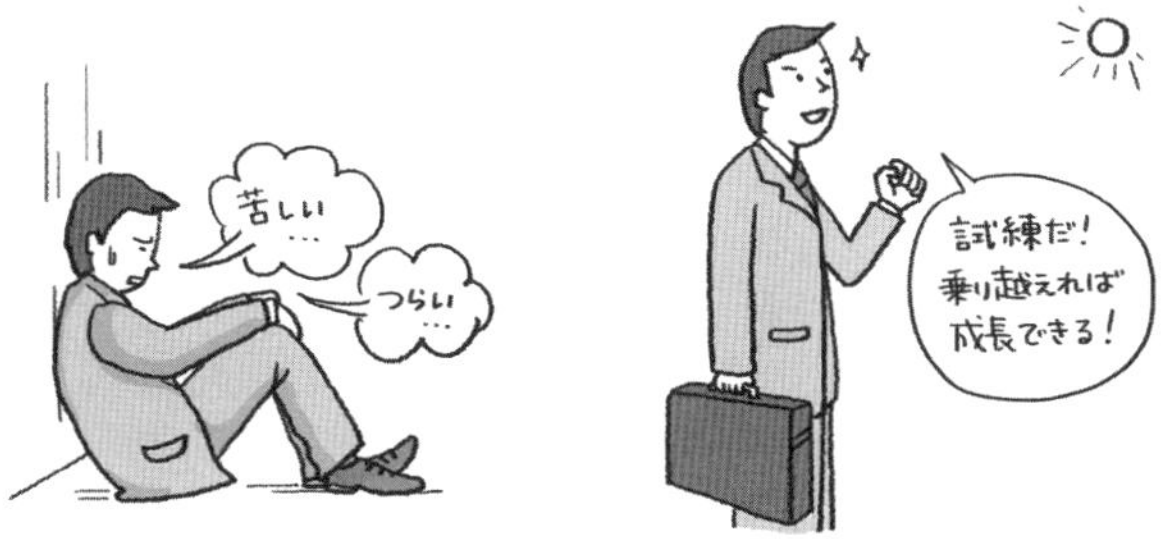
苦しい…
つらい…
試練だ!
乗り越えれば
成長できる!

「苦しい」と思うことも、「乗り越えたらどれだけ成長できるか」と考えることで、「楽しい」に変えられる。

る後ろ向きな男カール（ジム・キャリー）。

友人「今度、パーティーをやるんだけど来ないか？」

カール「その日は予定が入っていて、無理だな」

友人「まだ、日にちを言っていないけど……」

こんな感じで、ありとあらゆる誘いを断るのが、カールの行動パターンでした。そんな彼が、ひょんなことから友人と一緒に、自己啓発セミナーに出席することに。

そのセミナーでは、〝意味のある人生を送るための唯一のルールは、すべてのことに、それが何であっても「イエス」と言うだけ〟と教えられ、彼はセミナーの参加者の前で、「これから問いかけられることすべてに〝イエス〟と答える」と宣誓させられてしまいます。

セミナーからの帰り。浮浪者に、公園まで車で乗せていってくれと言われ、「イエス」と答えます。携帯電話を貸してくれと言われて、「イエス」と答えます。お金を貸してくれと言われて、「イエス」と答えます。その結果、誰もいない公園で、車はガス欠になり、携帯電話の充電も切れて、無一文に……。

彼は何キロも離れたガソリンスタンドに歩いていきますが、そのガソリンスタンドで、今までの自分なら絶対に出会うはずのない、不思議な魅力を持った女性と出会うのです。

仕事でも、「イエス」は変化をもたらします。休日出勤してくれと言われて、今まで一度も受けたことのないカールが、「イエス」と答えます。それで、上司の評価が変わり始めます。上司からパーティーに誘われたので、「イエス」と答え参加することに。パーティーでは、上司と意気投合し、妙に上司に好かれてしまうという……。そして、昇進の推薦を受けることに。

こんな調子で、「イエス」を連発することで、カールの人生はポジティブな方向へと、転がり始めるのです。

「イエス」の連発が巻き起こす騒動を描いたコメディなのですが、これは「すべてに『イエス』と言ったらどうなるか」を実際に試してみたBBCラジオディレクター、ダニー・ウォレスの実体験が原作になった映画です。もちろん映画的な脚色はあるものの、**ネガティブな言葉をやめて、「イエス」を使うようにすると人生が好転したことは、間違いない事実なのです。**

オバマ氏が当選した理由は「言葉」にあった

2008年11月4日。アメリカ大統領選挙で、民主党のバラク・オバマ氏が勝利し、アメリカ初の黒人大統領が誕生しました。オバマ氏が大統領選に勝利した原因は、強引にイラク戦争に突入したブッシュ政権と共和党にアメリカ国民は嫌気がさしていたなど、いろいろ考えられますが、インターネットを使った選挙キャンペーンが成功したことも理由の1つとして挙げられています。

オバマ陣営の「CHANGE」「YES WE CAN」など、非常にポジティブで力強いメッセージが、有権者の心をつかんだのです。

私たちは、ポジティブな言葉を発する人に好感を持ち、ネガティブな言葉を口にする人には嫌悪感を抱きます。テレビの人物ドキュメンタリーに登場する会社社長やアスリートたちの言葉は、非常にポジティブで力強さにあふれています。

一方で、あなたの周りに、いつも人の悪口ばかり言っている人はいませんか？　また、それを聞いてあなたはどう思いますか？　人の悪口を聞かされると、それだけでうんざりしますし、そうした悪口や愚痴ばかりの人とは、あまり深いつきあいをしたいとは思いません。

その理由は、脳の「扁桃体《へんとうたい》」という場所にあります。扁桃体は、快・不快を瞬時に判定し、「快」刺激には「接近」、「不快」刺激には「回避」という行動を指令するのです。

ポジティブな言葉は「快刺激」ですから、そこに近づいていきたくなる。その人とまた会いたくなる。その人と一緒にいたくなります。

ネガティブな言葉は、「不快刺激」ですから、「回避」したくなります。ネガティブな言葉を使う人とは、会いたくもないし、できるだけ近寄りたくもない、と思うのです。

発する言葉がポジティブか、ネガティブか。その違いによって、周囲の人から好感を持たれるか、嫌悪感を持たれるのか。まったく反対の印象を与えてしまいます。

『プラダを着た悪魔』～苦しくても瞬時にポジティブになれる呪文とは？

「苦しい」と感じる理由が「今の仕事がなかなか好きになれないから」という人は少なくないかもしれません。

『プラダを着た悪魔』という映画があります。ジャーナリスト志望のアンディー（アン・ハサウェイ）は一流ファッション誌『ラナウェイ』のカリスマ編集長ミランダ（メリル・ストリープ）のアシスタントになります。強烈な個性を持つミランダは、アンディーに無理難題を次々と要求します。アンディーは、くじけそうになりつつも持ち前の要領のよさと負けん気で、それを乗り越えていきます。

アンディーにミランダとの対応などを指南する先輩のチーフ・アシスタントがエミリー（エミリー・ブラント）。彼女は、ミランダの無理難題に悩まされながらも、なんとかアシスタントの座に収まり続けています。そんなエミリーが仕事に忙殺され、「もう嫌だ！」と思った瞬間に、ある言葉をつぶやきます。

「私は仕事が大好き。仕事が大好き。仕事が大好き」

非常に印象的なシーンです。気分は完全にネガティブなのに、ポジティブな言葉で自分を鼓舞するのです。

苦しいときこそ、ポジティブな言葉を使ってみる。これは、非常に効果のある方法です。ポジティブな言葉を使うことで、扁桃体をだますわけです。「仕事が大好き」と言うことで、扁桃体の「仕事」→「不快」という判断を鈍らせる。「安心」や「楽しい」という感情は、扁桃体を安定させ、ストレス物質のノルアドレナリンを抑制します。

たかが言い換え。しかし、扁桃体はまったく反対の反応を起こすために、「苦しい」が「楽しい」と脳は錯覚してしまう。だからこそ、実際に高い効果が得られるのです。

3

「やらされ感」を「自発性」に変える

「まだ5回」と「あと5回」の大きすぎる違い

加圧トレーニングのトレーナーの1人が、おもしろいことを言っています。筋トレ30回をするとき、最後の5回が猛烈にきつい。いわゆる、伸びシロにいる状態のときです。そのとき、彼は言いました。

「あと5回もできる！」

筋力の限界を迎えている最後の最後。ふつうの感覚なら「まだ5回もある……」とネガティブな考えに支配されて、「苦しい」気持ちが強まり、どうしても力を抜きたい欲求に駆られます。

しかし、「あと5回もできる！」と言えば、非常にポジティブな、「前向きにやろう！」という意欲がわいてきます。

彼は時に「あと5回しかできない！」と言うこともあります。「あと5回しかできない。

じゃあ、全力でやらないと！」とポジティブなマインドに切り替わり、限界状況でありながら、全力で取り組むことができるのです。

言葉の置き換えだけで「やらされ感」は消える！

言葉を置き換えるだけで、「苦しい」が「楽しい」に変わる。それによって、マイナスの気分がポジティブになるだけでなく、「やらされ感」を消すことができます。

脳のなかで、「やらされ感」を持つとノルアドレナリンが分泌し、「自発的」にやればドーパミンが分泌します。同じ仕事に取り組むにしても、人からやらされるか、自分からやるのか。取り組み方の違いで、ストレスホルモンが出るのか、幸福物質が出るのか、まったく正反対の結果になるのです。

どうせ同じ仕事をするのなら、幸福物質を出しながら、モチベーションを高め、楽しくやったほうがよいに決まっています。

そのためには、**「やらされ感」を増強する言葉を使わないようにして、「自発性」を引き出す言葉を使うようにするのです。**

「もう8時だ。仕事に行かないと」は、「よし、8時だ。今日も仕事に行くぞ！」

「今日も、3時間残業させられる」は、「残りたったの3時間。頑張るぞ！」

「もう」「〜も」「〜しないといけない」「〜させられる」。こうした「義務感」「やらされ感」を示す言葉はできるだけ使わないようにする。「自発的」な言葉。「自分からやるぞ！」という言葉に置き換えるだけで、「やらされ感」のノルアドレナリン思考から自発的なドーパミン思考へと切り替えることができるのです。

「やらされ仕事」を「自発仕事」に置き換える簡単なコツ

今までお伝えした以外にも、ドーパミンを出す方法は、いろいろあります。

- 目標を設定する
- 目標を達成した自分をイメージする
- 目標を繰り返し確認する
- 楽しみながら実行する
- 達成するプロセスを変える
- 自分流の工夫をする

「やらされ仕事」を「自発仕事」に切り替えるためには、上司などから課された「ノルマ」をそのまま実行するのではなく、「目標」を再設定すればいいのです。

私の場合、「3カ月で本を書いてください」と頼まれたとします。そのとき、言われた以上に「細かく区切る」ようにします。最初の1カ月で取材、情報収集。次の1カ月で目次を決め、全体の構成を決める。最後の1カ月で実際の執筆。

執筆の1カ月も10日ずつに分けて、最初の10日でとにかく通して最後まで書く。次の10日で全体のグレードを上げる。最後の10日で印刷した原稿チェック、誤字脱字などを含めた細かい直し。このように、具体的な期間と細かい目標設定を行うのです。

それだけで「3カ月で書け!」というやらされ仕事が、すべて自分がイニシアチブを持った「自発的な仕事」に切り替わります。

簡単にドーパミンを出すもう1つの方法が、仕事を工夫すること。自分のオリジナリティを加えることです。

ドーパミンは「工夫」が大好きです。人に言われた通りにやるだけではノルアドレナリンが出ますが、自分の工夫を少し加えると、ドーパミンが出ます。

「目的地」と「締め切り」は、人によって決められても、行き方、交通手段、乗り換え方

「やらされ仕事」を「自発仕事」に置き換える

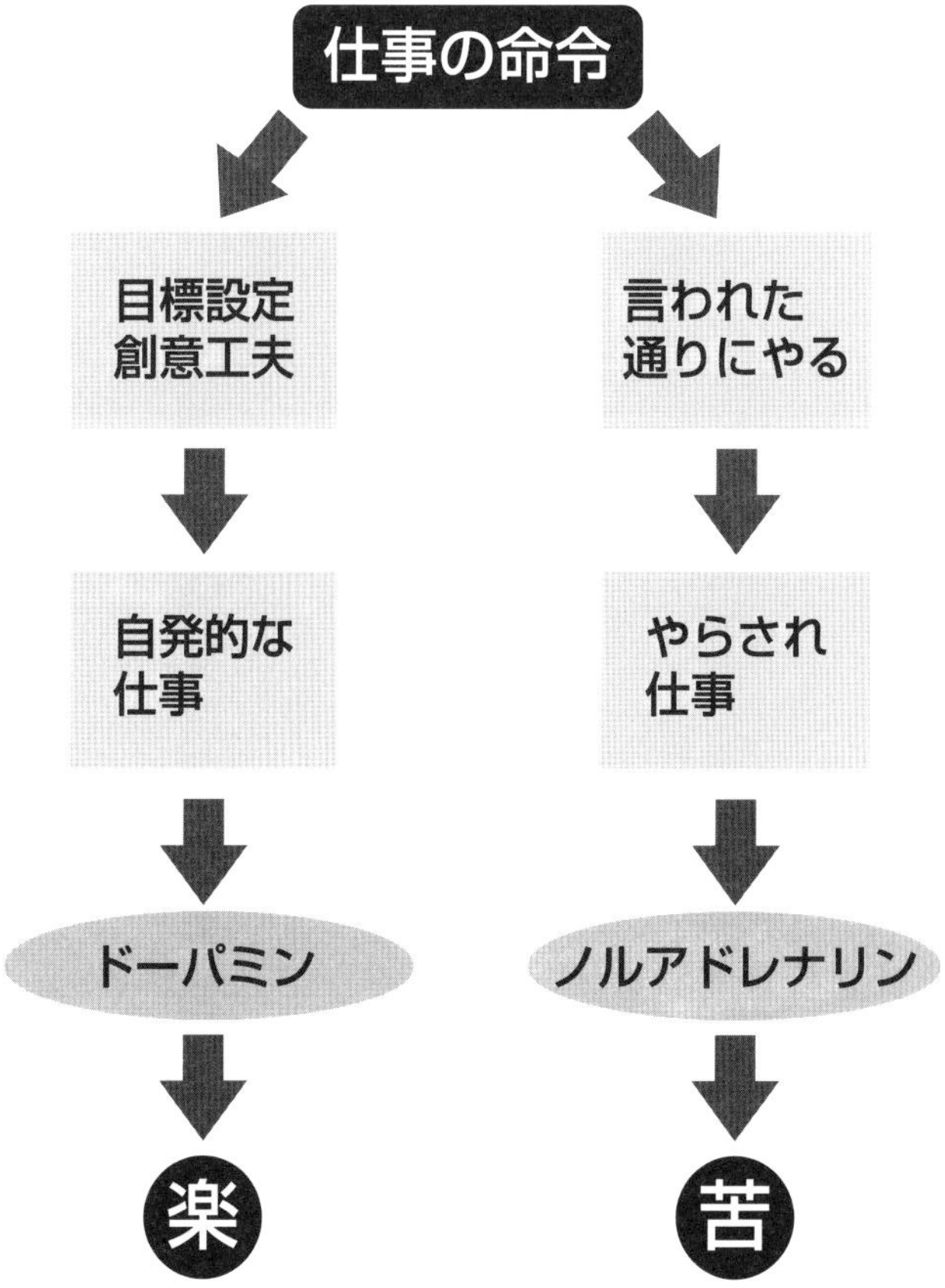

「やらされ仕事」も目標設定、創意工夫によって
「自発的な仕事」に置き換えられ、楽しくなる。

法などを自分なりに工夫する。それだけで、「やらされ仕事」が「自発仕事」に置き換わり、モチベーションと仕事効率のアップが実現するのです。

あなたの職場で、楽しそうに働いている人をよく見てみると、頼まれた仕事でも、その人なりの工夫をしていることはありませんか？　たとえば「明日までに頼む」と言われたことを今日中に終わらせているとか、資料の作成を頼まれたら、頼まれたもの以外に補助資料も作成しているといったことです。

創意工夫でドーパミンが出ますし、明日までにと頼んだ書類が今日中にもらえれば、間違いなく頼んだ人に喜ばれますから、気分もよくなり、さらなるモチベーションにつながります。

仕事を楽しんでいる人は、どんなことからも「楽しむポイント」を見つけているのです。

4 状況を客観視（相対化）する

「数値化」するだけで「楽」になる

第1章で述べたように、「苦しい」人のほとんどは、視野狭窄《しやきょうさく》（視野、視界が狭くなってしまっている状態）に陥っています。状況を広い視野で客観的に見られなくなっているので、自分の周囲にある「楽しい」を発見できなくなっている。あるいは、ポジティブな側面がまったく目に入らなくなっているのです。

視野狭窄から抜け出すには、状況を客観的に見られる、「鳥の目」へと視野を広げればよいのです。

どうすれば視野を広げることができるのでしょうか？　患者さんで「最悪です」「我慢できないほどひどい」「どん底です」「もうダメです」「死にたいほどです」と、とにかく「苦しい」「つらい」を連発する方が、時々いらっしゃいます。そうした「最上級のつらい」を語られる患者さんは、1カ月たって症状を聞いても、「最悪です」「我慢できないほどひどい」「どん底です」と、同じようなことをおっしゃいます。さらには、「ちっともよくならない」「あいかわらず調子が悪い」とまで。

処方した薬も効果が出ており、患者さんの表情を見ても初診時より明るくなってきている。しかし、患者さんの口からは、１００％のつらさしか語られません。

そんなときは、「今の調子は、何点くらいですか？」という質問をします。「あなたが今まで一番調子が悪かった状態を０点。健康で暮らしていた状態を１００点とすると、今の調子は何点くらいでしょう？」と。

そうすると患者さんは、「20点」と答えます。かなり低いですね。

次に、「この病院に最初に来たときの調子は、何点くらいでしたか？」と尋ねます。すると「０点」と答えます。

「最初０点だったのが、今は20点になったのですね。それなら、症状は少し改善していますね？」と言います。そうすると、「そうですね」と、患者さんは、初めて症状の改善に気づくことができます。

さらに、「０点から20点になった。どのあたりがよくなったのでしょう。楽になった点が、どこかありますよね？」と質問します。

すると、「そういえば、日中のイライラが少し減ったような気がします」と、具体的な症状のよくなったところを初めて感じてくれるのです。

「苦しい」人は視野狭窄に陥っているため、今の状況を「最悪」「0点」と感じてしまいます。しかし、数値化して1週間前、1カ月前と比べてみると、「苦しい」の程度は変わっているはずです。よくなったり、悪くなったり、調子の波が必ずあります。

このように数値化することで、今の「苦しい」を相対化し、自分の状態を客観的に観察できるようになります。

なお、気分や調子を数値化する場合、必ず「記録」してください。朝起きたときに、そのときの気分、調子を自己評価して、100点満点で評価して記録する。あるいは、1日の終わりに今日あった出来事を振り返り、自分の状態を評価し記録する。

記録によって、あとから見返せて、昨日と比べることができるのです。日記や手帳などに、継続的に記録してみましょう。

なぜ「記録」するだけで、毎日が楽しくなるのか?

「数字」を使うと、自分の変化や成長を、客観的に評価することができます。自分のことはなかなか自分で評価しづらいもの。本当は少しずつ成長しているのに気づかず、「なかなか成長しない」とじれったさを感じ、ネガティブな感情を抱いてしまいがちです。

私の日課は、朝、フェイスブックにアクセスして私のフェイスブックページ「精神科医樺沢紫苑」を開き、ファンの数をチェックしノートに記入することです。

33321人。昨日は33287人だったので、「昨日より34人も増えている！」と、非常に嬉しくなります。ファンの数が増えるのは、フェイスブックをやっていて、非常に嬉しいことです。「また今日も頑張ろう！」というモチベーションになります。

これが記録しないでいると、もし毎日10人ずつ増えていたとしても、そういう小さな変化にはあまり気づかないもの。「何も変わっていない……」と勝手に落ち込んで、モチベーションを下げてしまいます。

数値化して記録するだけで、「苦しい」が「楽しい」に変わる。「楽しい」ときにドーパミンが出るので、モチベーションを切らさずに、毎日、コツコツと努力を続けることができるのです。

他人と比較すると「苦しく」なる。自分と比較すると「楽」になる

「苦しい」をよく口にする人の特徴は、他人と自分を比較することです。「同僚のAは課長に昇進したのに、自分にはまだ声がかからない」「同級生はみんな年収500万円を越えているのに、自分はまだだ」「Bのプレゼン能力はすごい。自分は足元にも及ばない」などなど。

他人と比較して自分の短所をあぶり出し、勝手に落ち込み、苦しくなるのです。自分より優秀な人間、自分より金持ち、自分より成功している人間は、世の中に何万人、何十万人といます。比較してもキリがありません。他人と自分を比較すれば、余計に苦しくなるだけで、百害あって一利なしです。

「苦しい」と言う人は、「俺の給料は20万円だ。でも、派遣社員のCさんは、同じ仕事を同じだけしているのに、15万円しかもらっていない。俺って、本当に幸せだ」「会社をクビになった。でも、アフリカにはご飯も食べられない子どもたちがたくさんいる。自分は、食べられるだけ、なんて幸せなんだろう」とは、決して考えません。

自分よりも「上」の人たちと比較して、劣等感を感じる、これを心理学では「下方比較」と言います。自分よりも「下」の人たちと比較して、優越感を感じるのが「上方比較」で

す。ある心理実験によると、「苦しい」「つらい」と自尊感情が低下した状態では、人間は無意識に「下方比較」してしまうそうです。

「自分はダメな人間だ」という感情がベースにあるため、その感情を裏づけるような事実を、無意識に探してしまうのです。

「比較」は、物事を客観視するのには役立ちます。**「苦しい」状態であなたがすべき比較は、「自分との比較」です。**かつての自分と比較することによって、自分の今のポジションが、相対的に見えてきます。

「20万円、なんて安月給。でも、去年は18万円。2万円も増えている！」「ＴＯＥＩＣ３００点。でも、前回より30点もアップしている！」「今日も残業。でも、前回は終電ギリギリだった。今日は10時に帰れてラッキー」

過去のマイナスの自分と比べると、現在はポジティブな状態にいることが明確になります。今、「苦しい」と思っても、過去のひどく苦しかった自分と比較することで、「そうでもない」と楽な気分になるのです。

他人と比較すると苦しくなる。自分と比較すると楽になる。あなたは、どちらと比較しますか？

突きつけられた現実――私の人生の「どん底」秘話

「過去の自分との比較」の例で、私の人生で非常に苦しかったときのお話をします。2つあります。1つは医者に成り立ての頃。もう1つは、大学の入学試験に落ちて、1年間浪人し予備校通いをしていた頃です。

私は、高校時代の成績はよいほうではありませんでした。1学年400人のなかで、志望校の札幌医大に入るには、学内で30位くらいに入っていなければならないのですが、私はだいたい60~70位で、50位以内に入ったことすら、一度もありませんでした(笑)。

担任に、「札幌医大を受験したいです」と言ったら、「無理だろう」と言われました。「やってみないとわからないじゃないか!」と思い受験しましたが、教師の言葉通りでした。「不合格」の通知を目にして、人生で最初の大きな「挫折」を経験したのです。そのとき思いました。「このままでいけない」と。

心を入れ替えました。1年間だけ必死に勉強しよう。ダメだったら夢はあきらめる。

それから、毎日12時間勉強の日々が始まりました。午前中は予備校。昼も食事が終わったら、図書室に直行。午後の予備校の授業が終わったらまた図書室に直行し、予備校が閉まるまで、ずっと勉強。

夏頃から、模試の成績も上がり始めました。そうなると、勉強が楽しくてしょうがない。最初の数カ月は苦しくてたまらなかったのが、模試のたびに成績が上がっていくので、さらに勉強のモチベーションが上がります。

二次試験本番。倍率5倍の狭き門です。試験が終わったとき、思いました。「100％合格できる」と。合格発表のときも、不安はまったくありませんでした。

今振り返ると、壮絶な1年。しかし、充実していたなと。今後あれだけ勉強することは一生ないでしょう。同時に、人間ってここまで集中して物事に取り組めるのか……とも。

「どん底」が「貴重な経験」になる理由は？

「ちっとも苦しそうに思えない。全然、どん底じゃないじゃないか」

と思われた方も多いかもしれません。

私はこの「苦しい」1年間のおかげで、短時間で集中力を高めるコツを学びました。勉強を工夫したり、アレンジしたりして楽しくし、モチベーションを上げる方法も身につけたのです。そして、今の自分につながる、人間としての「基礎」が、この1年間に養われたような気がします。

今でこそいい思い出ですが、当時はかなり苦しかった。もう1年浪人したらどうしよう、という不安もありました。自分には医学部など無理なのか……と、心が折れそうになったときも。

「苦しい」は、成長している瞬間です。人生で最も苦しかった1年間の浪人生活は、今振り返ると、私の人生で最も成長した1年であったことは間違いありません。

このように、「苦しい」は振り返ると、「貴重な時間」であり、「成長の時間」であり、「人生の試練」であり、「自分を大きく成長させてくれるハードル」であることが、よくわかります。

私にとっては「どん底」＝「貴重な時間」なので、先のどん底秘話にちっとも深刻な感じがなかったのでしょう。

あなたの人生で一番苦しかった時期を思い出してみてください。**あなたは、今よりも、もっと「苦しい」時期を体験して、それを立派に乗り切ってきたのではありませんか？**

人生で一番苦しかった時期を思い出すことで、「あのときに比べれば大したことない。今はどん底じゃない！」という気づきが得られるのです。

5

解決法、対処法を学ぶ

「どうにもならない」からストレス

「ストレスとは何か?」

いきなりこう質問されると、多くの人は答えに困ると思います。脳科学者のキム・ジャクソンとデイヴィッド・ダイアモンドがつくった、ストレスの定義を紹介しましょう。

「ストレスに対して興奮した生理反応があり、それが第三者によって測定可能であること」「ストレッサー(ストレスを与える刺激)要因は、嫌いなものであること」「自分はストレッサーを制御できないと感じていること」の3つです。この3つ目の定義が重要だと思います。

つまり、「**『自分で制御できるかどうか』が、ストレスかどうかの分かれ目になる**」ということです。

たとえ苦しくても、自分でコントロールが可能なら、それはストレスにはなりません。自分で制御できない、「どうにもならない」点がストレスのストレスたる所以《ゆえん》であり、「なんとかなる」と思った瞬間にストレスではなくなるのです。

「対人関係がうまくいかない」悩みを抱えているなら、「対人関係を改善する本」を読んでみたり、対人関係改善セミナーに出てみる。解決の方法を学ぶことで、コントロール不能だった問題が、コントロールできる可能性は、十分にあります。

そう、あなたは今、『「苦しい」が「楽しい」に変わる本』を読んでいるわけですが、そのこと自体も、まさに「対処法」を学んでいるわけです。

余談ですが、世に多く出ている「ビジネス書」を読んでも、その内容を実際にやってみる人は、読んだ人の10％もいないとされています。また、人の記憶の多くは2～4週間でほとんど失われるそうです。

「じゃあ読んでも意味がないのか？」

と思われるかもしれませんが、ビジネス書には間違いなく、今の問題の「解決法」が載っています。

その方法を実践するかは人それぞれですが、「こうすれば解決できる」と知ることで安心を得ている、結果としてストレスをためずに済んでいるわけです。

コントロールできるだけでストレスは軽減する

解決する手段を知るだけで、実際の問題は解決しなくてもストレスが軽減されるのは、マウスを使った実験でも明らかにされています。

別々のケージ（かご）に入れた2匹のマウスに軽い電気ショックを与える実験です。片方のマウスが入ったケージにだけ、電気ショックを止めるレバーがついていて、そのレバーを踏むと、両方の電気ショックが止まる仕組みになっています。

何度か電気ショックを与えると、レバーのついたケージのマウスは、電気ショックを止める方法を学習します。レバーを踏んで自分で電気ショックを制御できるマウスと、何もできなくて、ただ電気ショックにおびえるマウスでは、どちらがストレスの影響を受けるでしょうか？

電気ショックを受けた回数と時間はまったく同じだったにもかかわらず、何もできないマウスは、潰瘍ができ、衰弱が早いなど、よりストレスの影響を受けたのです。

苦痛をすべてコントロールできなくても、ある程度苦痛を軽減させる手段や方法を知っているだけで、そのストレスを大きく減らせるのです。

6

原因除去に執着しない

解決できない問題で悩むな！

「グズグズ考え始める前に、まずその問題が考えれば解決することなのか、それともムダなことなのかを判断しなければいけない。どうせ解決しない悩みなら、考えない」

（中谷彰宏『自分塾』サンマーク出版より）

先ほど「解決法を知ろう」とお伝えしました。では、考えてみましょう。

あなたが今直面している、「苦しい」の原因となる大きな問題や悩み。それは、解決できるものでしょうか？　それとも解決できない問題ですか？

あるストレスに対する調査によると、最もストレスになるのは、「変えられない状況を変えようとすること」だそうです。

変えられない状況とは、自分の子どもを亡くしてしまった、というような場合。子どもを失ったショックは計り知れないほど大きなものですが、いつまでも子どものことばかりを考え、「もう一度子どもと一緒に生活したい」と願ったところで、死者がよみがえることはありません。

あるいは、自分のミスで会社に1000万円の損害を出してしまった、という場合。「どうしてこんなことをしてしまったんだろう……」「大変申し訳ない。死んでお詫びをしたいくらいだ」と、悔やんでも、タイムマシンに乗ってやり直すことはできませんし、1000万円が戻ってくることは絶対にないのです。

「今、自分ができること」を必死にやるしかない。それは、「被害を最小限に抑えるための後始末的な仕事を必死にこなす」「次の仕事を頑張って、損失を取り戻す」「今回の失敗を反省し、二度と同じミスをしない」ことです。

「変えられないもの」を変えようとする努力は、残酷な表現ですが、「無駄な努力」なのです。

解決できない問題で悩むことは、1トンの石を手で動かそうとするようなものです。どれだけ頑張って押しても、絶対に動くことはありません。押せば押すほど、体力と精神力を消耗するだけ。結果として、1ミリたりとも動かないのに、心も身体もヘロヘロな状態になります。

変えられないものの典型は、「過去」と「他人」です。まず、**自分が問題に直面したら、その問題が変えられるか、変えられないかを考えてみましょう。**

変えられること、解決できることならば、解決法を知ればよいですが、解決できない問題だったなら、そのことで悩むのは最大のストレス。そこで悩んでもしょうがありません。その問題を事実として受け入れた上で、「原因除去」以外の別な解決法がないかを模索することが大切です。

「原因除去」にこだわると「苦しい」は大きくなる

私たちは、何か問題や悩みに直面すると、その問題や悩みを取り除こうとします。原因があって、結果がある。原因が変わらないと、結果、すなわち今の状況が変わらない、と考える人がほとんどです。

しかし、この常識とも思える考えは誤りです。確かに原因を取り除けば、問題は解決しますが、家族や親しい友人が亡くなった苦しみは、どんなに頑張っても原因を取り除くことはできないのです。

ですから、「苦しい」の対処法として、「原因の除去」を目的にしてはいけません。「原因の除去」以外の方法はないのか……という、第三の可能性について、常に考えてみる。もし、そうした方法が思いつかない場合は、第5章の〝変えられない「苦しい」を「楽しい」に変える方法〟を使ってください。

原因が取り除かれなくても、そこから生じる問題や悩みを小さくしたり、取り除くことはいくらでも可能です。

「原因の除去」は「問題解決」の必要条件ではなく、たくさんある方法のうちの1つに過ぎないのです。

7

「今」にフォーカスする

米兵のサバイバルテクニックとは？

２０１１年3月11日に起こった東日本大震災。東京では多くの交通機関が停止。自宅まで歩いて帰った方が多かったようです。帰宅まで5、6時間、あるいはそれ以上かかった方も。

埼玉まで5時間かけて帰った友人のAさんから、興味深い話を聞きました。彼は会社の同僚のアメリカ人のボブが同じ方向なので、一緒に帰ったそうです。Aさんが、「明日は通勤できるのかな？」「震源地はどうなっているんだろう？」と、不安を口にすると、ボブは言ったそうです。

「先のことは考えるな！」

彼は元米兵で、その訓練の一環で、サバイバルのテクニックを学んだそうです。米軍直伝のテクニックが、「先のことは考えるな！『今』にフォーカスしろ」なのです。

たとえば、船が遭難してしまったとき。「明日は助けが来るだろうか？」「明日には、食料がなくなってしまう」と、先のことを考えてはいけないのだそうです。先のことを考えても、不安になるだけで、何のメリットもないからです。助けが来るか来ないかを考えたところで、助けの来る確率が上がることはありません。むしろ、精神力と体力を消耗するだけです。

先ではなく、「今」のことだけを考える。「今、何をするべきか？」「今、できることは何だろう？」「今、体力を消耗しないように、無駄な動きをしないようにしよう」と。

帰宅難民になってしまった場合。「一番近い道はどれだろう？」「すぐに要る水と食料はどうするか。コンビニがあったから、今のうちに買っておこう」と、「今」どうするかだけを考える。

不安になった人たちは、「震源地付近の様子はどうなっているんだろう？」と帰りながら携帯で検索した人がたくさんいたようですが、それを知ったところでどうにもならない話です。

今は、一刻も早く帰宅すること。情報は、帰宅したあとにテレビを見ればわかる話なのですから。結局、余計な情報によって、不安と恐怖を増幅することもありえるのです。

今、どうするかだけを考える。それだけで不思議と心は落ち着いてきます。

「不安」の正体はすべて「取り越し苦労」と知ろう

乗っている電車が、急に止まった。なぜ止まったのか不明で、いつ走り出すかもわからない——。こんなとき、誰もが不安な気持ちになるでしょう。そのとき「信号機の故障で止まっています。10分程度で動きます」というアナウンスがあれば、不安は解消されるのではないでしょうか？

「苦しい」の理由の大きなものが「不安」だと思います。「明日、どうなるんだろう？」「これから先はどうなるんだろう？」「もし、○○したらどうしよう……」。

こうした不安の90％以上は、「予期不安」、まだ起こってもいない将来の出来事や、わからないことに対し、あれこれ考えて不安になることといわれています。要は「取り越し苦労」です。

こんな動物実験の結果があります。

ケージにマウスを入れて軽い電気ショックを与えます。そのとき、電気ショックの3秒前にブザーを鳴らしてから、電気ショックを与え、ブザーのあとに電気ショックが発生することを学習させます。その学習が済んだら、次にブザーだけを何度も鳴らし、電気ショックは与えません。

ブザーの頻度を多くすると、マウスは完全に固まって動かなくなってしまいました。

つまり、ブザーという予期不安を与えただけで、電気ショックはないのに、電気ショックを与えられるのと同等か、それ以上のストレスを受けるのです。

実際に「苦痛」となる出来事が起きなくても、「起きるのではないか」と思っただけで、極度の不安状態とそれによるストレス反応が生じるのです。

「不安」のストレスとは、起こってもいないことに対する取り越し苦労であって、ざっくり言ってしまえば、考えなければ発生しないものです。「無」から、勝手に自分でストレスをつくり出していると言えるのです。

沖縄の方言で「やんくるないさ」という言葉があります。「なんとかなるさ」という意味です。同じような意味でスペイン語の「ケ・セラ・セラ」があります。

今、できることをすべてやったなら、先のこと、明日のことを考えても不安になるだけ。そんなとき、「やんくるないさ」「ケ・セラ・セラ」と心のなかでつぶやいてみる。「予期不安」が消え去り、何かゆったりとした気分になってきませんか？

第3章

「苦しい」を
モチベーションに
変える技術

「苦しい」との向き合い方を説明してきました。今度は「苦しい」を「モチベーション」に変える方法を説いていきます。

「苦しい」は「楽しい」に置き換わるだけではなく、やる気、モチベーションへとつながる原動力になるのです。

1

制限時間を定める 締め切りを設ける

ホームレスから億万長者に！『幸せのちから』とは？

ウィル・スミス主演の『幸せのちから』という映画があります。私の大好きな映画の1つで、特に、ビジネスマンに見てほしい映画としては、ベスト3に入るでしょう。

医療用機械のセールスマン、クリス・ガードナー（ウィル・スミス）は、成功して財をなそうと必死にセールスするものの、1台も売れないという厳しい現実に直面します。家賃も払えなくなり、妻にも家から出ていかれてしまいます。

この「苦しい」現状を、なんとかしたい。「証券マンは稼げる」という話を聞いて、彼は証券会社のインターンシップに申し込みます。無事、採用されたものの、半年間は無給ということをあとで知らされます。

所持金は21ドル。貯金もなし。残された5歳の息子クリストファーを託児所に預け、昼はインターンシップをしつつ、夜は機械のセールス。やがて、家を追い出され、息子と2

人住むところもなく、公衆トイレで一夜を明かすことに……。ついにはホームレスとなり、救護所に並んで食事をもらう最低の生活に転落します。

しかし、クリスはあきらめません。絶対にあきらめない。

6カ月のインターンシップの終了時に採用試験を行い、優秀なメンバーだけが数名、正社員として採用されるからです。そのチャンスをつかむために、毎日、夜中まで勉強を続けました。

6カ月が過ぎ、試験結果発表の日。努力の甲斐あって、彼は正社員に採用されます。

その後、クリスは証券会社で成功し、独立して億万長者となります。実在の人物、クリス・ガードナーの自伝を元にした作品です。

ホームレスにまで転落したクリスが、採用試験に合格し、成功への切符を手にすることができた理由は、何だったのでしょうか？

「6カ月」という締め切りが設定されていたから。追い込まれながらも、逃げずに闘ったから。自分のためだけではなく、息子のため、つまり「人のため」に頑張ったから。などが考えられます。これらの理由こそが、「苦しい」をモチベーションに変える技術そのものと言えるでしょう。

夏休みの宿題が1日でできる理由

あなたは、夏休みの宿題を最後の1日で終わらせたことはありませんか？　多くの人が、夏休みの宿題を最後の1日、あるいは数日で片づけたのではないかと思います。

宿題が1日でできるのであれば、最初の1日ですべてやってしまえばいい、と思いますが、実はそれはできないのです。

背水の陣。火事場の馬鹿力。窮鼠《きゅうそ》猫を噛む。

限界の状況に追い込まれた人間や動物が、実力以上の力を発揮することは、昔から知られています。また、あなた自身も、夏休みの宿題に限らず、締め切り直前の最後の追い込みなど、いろいろな場面で、それを実感しているはずです。

なぜ、追い込まれると、実力以上の力を発揮できるのでしょうか？　これもまた、脳内物質で説明できます。人は追い込まれると、ノルアドレナリンとアドレナリンが分泌されるのです。

「苦しい」の元になるこれらの脳内物質ですが、元々は、危険な状態から一刻も早く抜け出すために、心と身体の能力を瞬時に高める物質なのです。ノルアドレナリンは集中力を高め、脳機能を活性化します。アドレナリンは筋力をアップし、身体能力を高めます。

つまり、**人間は追い込まれたときに、高い能力を発揮できるよう設計されているのです。**

火事のときおばあさんがタンスを背負って逃げたというのは、ありえる話です。

ですから、「苦しい」状況を積極的に利用すれば、仕事を効率化し、モチベーションを高めることが可能となります。

制限時間は自分で設定しよう

緊迫感、緊張感があったほうがよい仕事ができるのは、あなたも感じているでしょう。

私も「お手すきのときにお願いできれば」と言われた原稿は、いつまでたっても書かないことになります。「いつでもいい」と言われると、尻に火がつかないわけです(笑)。

そこで私は、「いつでもいいです」という依頼でも、「今月末までに書きます」と、自分で締め切りを設定します。書き上がるのは締め切りの2日前くらいになってしまいますが(笑)、集中して執筆するので、非常に質の高い文章が書けます。

自分で締め切りを設定すると、集中力とモチベーションが高まる。その理由は2つです。

1つは、追い込まれた状態によるノルアドレナリンの働き。もう1つが、「今月末までに終わらせる!」という明確な目標設定によるドーパミンの働きです。

なお、人間が持つモチベーションはたった2つ。「楽しさ、褒美、ほめられるために頑張る＝快適なことを求める」ドーパミン型モチベーションと、「恐怖や不快や叱られることを避ける＝逃げるために頑張る」ノルアドレナリン型モチベーション。これしかありません。

「締め切りを設定する」だけで、2つのモチベーションを高める脳内物質が分泌され、モチベーションが上がりまくる、というわけです。

締め切り設定を日々の仕事に活かすには、「見積書を1時間で完成させる」「プレゼン資料を午後3時までに完成させる」のように、時間ごとに締め切りを設定するのも効果的です。このとき、ストップウォッチできちんと時間を測るのがポイント。

脳科学者の茂木健一郎氏や、明治大学教授の齋藤孝氏も、「ストップウォッチ仕事術」をしているといいます。**「苦しい」仕事にゲーム感覚が持ち込まれることで「楽しい」に変わる**ので、その意味でもおすすめの仕事術です。

カンフル注射は毎日打つな！

締め切りを設定すれば集中力が高まる、と言いましたが、毎日が締め切りだらけになると、その効果は薄れてしまいます。私の友人でフリーライターをしている人がいるのですが、原稿料は非常に安く、せいぜい数万円です。ですから、月に10本以上の仕事をこなさないとご飯が食べられない。そうすると、2日か3日に一度は、どれかの原稿の締め切りということになってしまいます。

つまり、「ほぼ毎日締め切り」の状態。これでは、ノルアドレナリンの集中力アップ効果は期待できません。ノルアドレナリンは「背水の陣」のときの「火事場の馬鹿力」を引き出す脳内物質だからです。毎日火事が起こっていては、脳は「またか」と、すっかり慣れてしまいます。

また、**ノルアドレナリンが毎日のように出る状態が続くと、ノルアドレナリンの枯渇状態に陥ります**。やる気も出ず、集中力も低い、無気力状態になってしまいます。これが長く続いた状態がうつ病です。ですから、締め切りを設けるといっても、ほどほどにしないといけません。

ノルアドレナリンは、カンフル注射のようなものです。毎日カンフル注射を打っても、効果がどんどん薄くなるのは、おわかりですね。

2

自分に「ご褒美」をあげる

『マイレージ・マイライフ』に学ぶ、大嫌いな仕事にやる気を見出すコツ

今の自分の仕事が嫌で、嫌で仕方ない。仕事に誇りを持てない。そんなマイナスのイメージを抱きながら、日々、生活のためにしょうがなく仕事をしている人も、少なくないと思います。

そんな「苦しい」状況で、どうやってモチベーションを高めたらよいのでしょうか？

そのヒントを与えてくれる映画が、『マイレージ・マイライフ』です。主人公のライアン（ジョージ・クルーニー）は「リストラ宣告人」、企業に代わって職員に解雇を宣告する仕事をしています。リストラされた人は絶望し、泣き崩れ、時には宣告人に対し激しく怒り出します。リストラの宣告は誰もやりたがらない、非常にストレスが多い仕事です。

ライアンは、内心、嫌な仕事とは思いつつ、非常に高いモチベーションを保ち、前向きに仕事に取り組んでいきます。モチベーションを維持する方法について、一流企業から講

演を依頼されるほど。彼の前向きに仕事に取り組む秘密は、何なのでしょうか？

それは、「マイレージ」です。彼は、仕事で毎日アメリカ中を飛行機で飛び回り、マイルが貯まることを楽しんでいます。彼の大きな夢が、1000万マイルを貯めること。

彼は仕事自体に「喜び」や「達成感」を見出せないので、仕事以外に「自分にご褒美を与える」ことで、モチベーションを維持していたのです。

仕事そのものが自分の「精神的報酬」になるのが一番ですが、もしそれが困難な場合は、仕事と関係ないところで、自分にご褒美をあげる方法が非常に効果的です。

イチロー選手と高級時計

自分にご褒美をあげることで、「苦しい」状況でも、モチベーションがアップする。子どもに、「お菓子をあげるから買い物に行ってきて」と言うようなもの。「そんな子どもだましみたいな方法で、本当に効果があるのか？」と懐疑的な人もいるでしょう。

この方法を、あのイチロー選手もやっていた、となると、どうでしょう。

シアトル・マリナーズのイチロー選手は、大きな記録を達成したとき、自分へのご褒美として時計を買うそうです。2009年、9年連続で200本安打を達成したときは、フランク・ミュラーの高級時計を購入しました。また、2006年の第1回ワールド・ベースボール・クラシック（WBC）では、日本代表が大苦戦を強いられるなか、高級時計を衝動買いしたとのこと。その直後にチームは勝ち進み、見事優勝を勝ち取ります。

これには、「ご褒美の先渡し」のような意味があります。優勝のご褒美を先に自分にあげてしまうことで、彼は「絶対に優勝しないといけない」と、モチベーションを上げたのだと思うのです。

ここで重要なのは、**イチロー選手ですら、自分にご褒美をあげているということです。**いろいろなメンタルトレーニングを積み、常に高いモチベーションを維持するために、日常の生活スタイルなどにも、万全の注意を払っているイチロー選手。

その超一流の彼も昔から続けているモチベーションアップ法が、「自分にご褒美をあげる」ことなのです。

脳は「ご褒美」が大好き

モチベーションをつかさどる、脳の「側坐核《そくざかく》」。この部分は「報酬」をもらうことで興奮します。楽しい。嬉しい。仕事で何かを達成したり、人からほめられたり、愛されたり。

こうした「精神的な報酬」が側坐核を興奮させ、やる気物質ドーパミンの分泌をうながします。

物やお金など、物質的な報酬でも、脳のなかでは「嬉しい！」という精神的な報酬に置き換わります。ですから、自分にご褒美をあげるだけで、モチベーションがアップするのです。

報酬を与えると脳は勝手に頑張ってくれる。何か目標を達成した場合、どんどん自分にご褒美をあげてください。

注意すべきは、脳は非常に欲張りなこと。一度ご褒美をあげた次のご褒美は、今まで以上のものを要求します。前回のご褒美と同じか、少ない場合、ドーパミンはあまり分泌されないのです。

ドーパミンを出し続け、モチベーションを常に高く保つには、より高い目標設定と、今まで以上のご褒美を自分にあげることが重要です。

3 人のために頑張る

なぜ、誰かのために戦う人は強いのか？

「何のために僕たちは戦うのか、はっきりしました。この1カ月半でわかったことがあります。それは、『誰かのために戦う人間は強い』ということです」

２０１１年4月29日、東日本大震災後初となる東北楽天ゴールデンイーグルスのホーム、フルキャストスタジアム宮城での試合。楽天は見事に勝利を飾りました。試合後のインタビューでの、楽天の嶋基宏《しまもとひろ》選手会長の言葉です。

「誰かのために戦う人は強い」

この言葉を聞いた多くの人は、「そうだ！」と共感したはず。恋人のため、家族のため、友人のため、仲間のため……。人のためなら頑張れることを、多くの人が経験で知っていることと思います。その理由がわかりますか？　脳科学は、非常にシンプルな答えを与えてくれます。

それは、「誰かのために頑張る人」の脳内では、エンドルフィンが分泌されているからです。

震災ボランティアに「また行きたい！」と思う理由は？

東日本大震災のあと、復興のボランティアとして、たくさんの人が東北を訪れました。震災後の2カ月間で、東北を訪れた人の数は、4万人を超えたそうです。

ボランティアに参加した人の話を聞くと、彼ら彼女らはだいたい同じことを言っていました。

「また時間を見つけて来たいと思います」

「継続的にボランティアに参加していこうと思います」

なぜボランティアに参加した人は、「またやろう！」と思うのでしょうか？

それは、**ボランティア活動から「人のため」「社会のため」に動いている感覚を強く得られる**からです。

また最近の研究では、ボランティアをしている人は、していない人に比べて、何事にもモチベーションが高く、活動的で達成感を強く感じている。さらに心臓疾患の罹患《りかん》率が低く、平均寿命も長い、という結果が出ています。

ボランティアをしている人は、心も身体も健康なのです。その理由もまた、エンドルフィンと関係しています。

社会貢献とエンドルフィンの関係

エンドルフィンとは、究極の幸福物質です。簡単に言えば、人間の「苦しさ」を「幸福」に転換する力があります。

震災後は、多くの人が漠然とした不安を抱いていました。

「亡くなった人も大勢いるのに、自分は無事で……」

と、罪悪感すらあった人も多かったのです。

その思いをボランティアで発散、解消できた人がたくさんいました。

被災地の避難所にいる人たちも、自分の特技や本職のスキルを活かし、自らがボランティアとしてさまざまな活動を始めたことが報じられました。理容師が避難所の人の散髪をした、店を津波で失った料理人が、被災地の厨房で腕をふるった、農家の人が、避難所そばの空き地に種をまき、作物の栽培を始めたなどです。

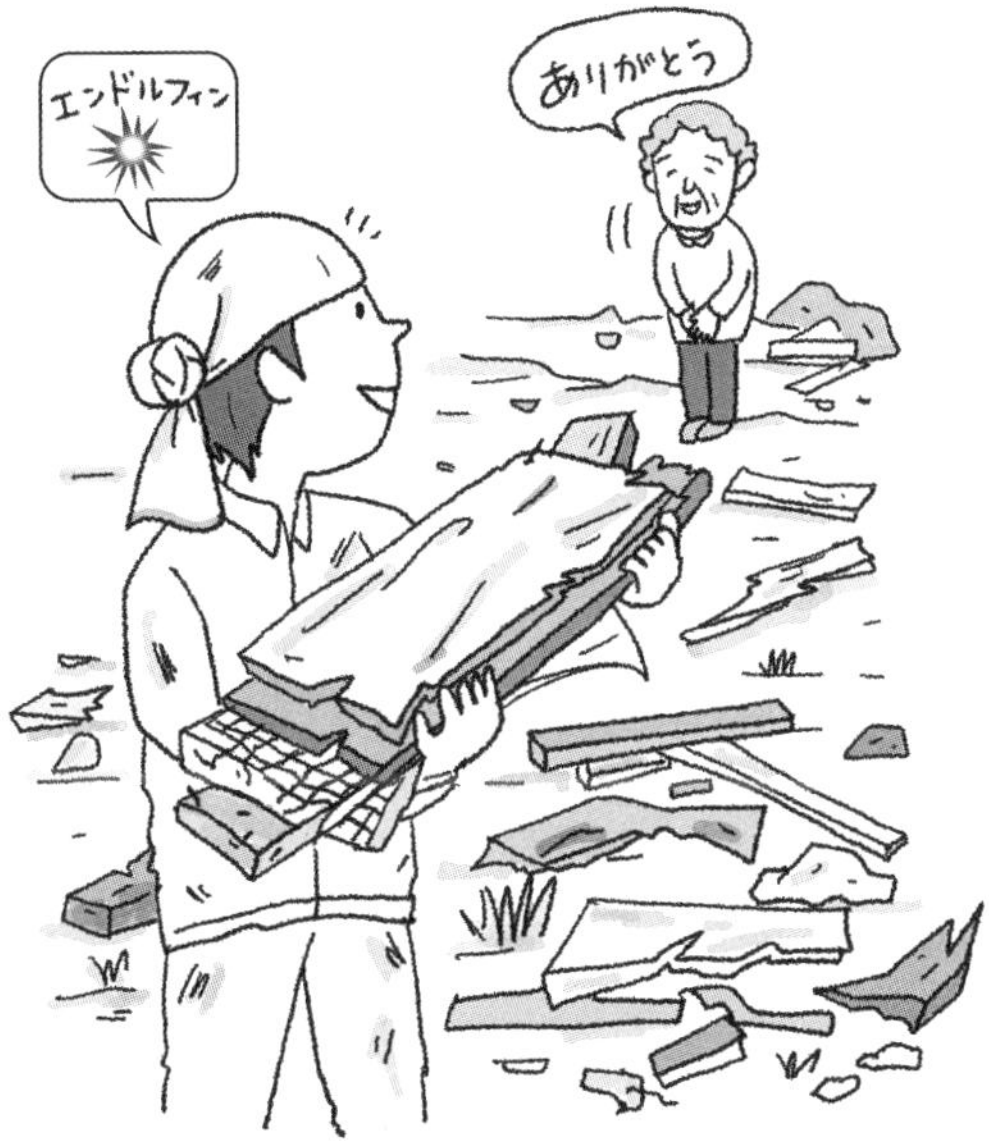

被災者自身が行うボランティア。ニュースでは美談として語られますが、本人にも、ボランティアで得られる喜び、他者への貢献によって癒される効果があります。その「癒し」の元となる脳内物質が、エンドルフィンです。

他人に貢献することでエンドルフィンが分泌され、相手も自分も幸せになる。

脳の仕組みがそうなっているので、人間は「社会貢献」するだけで幸せになれる、素晴らしい生き物である、と言えます。

「自分のため」ではなく、「人のため」「誰かのため」を目的にすると、それだけで強烈なモチベーションとなるのです。

第４章

「嫌い」を「好き」に変える

人間関係を改善する５つの技術

この章では、人間関係の「苦しい」を「楽しい」に変える方法をお伝えします。

「人」の「間」と書いて「人間」。人間にとって最も大切なものの１つが「人間関係」です。人は１人では生きていけません。

人間関係が悪ければ「苦しい」は増え、人間関係がよければ「苦しい」も「楽しい」に変わっていきます。

1

人間関係が「楽しい」を決定する

職場のストレスの正体は？

よく「職場のストレス」がうつ病の原因などにも挙げられますが、「職場のストレス」といっても非常に漠然としています。

毎日の残業や休日出勤など、過重労働も「職場のストレス」と言えますが、ある調査によると「職場のストレス」の90%は「職場の人間関係のストレス」という結果が出ています。「嫌いな人」はどこにでもいるもの。人間関係を改善するコツを、お伝えしていきます。

仕事への不満やストレスは、あなたもいろいろ抱えていると思います。

「今の職場は、自分には合わない」「仕事の量が多すぎる」「やりたい仕事をやらせてもらえない」「会社は好きだが、今の仕事内容は好きではない」などなど。

仕事へのモチベーションの高め方については第3章で説明しましたが、仕事の質や量に関する不満があっても、親身に相談に乗ってくれる上司や、いろいろと気にかけてくれる

「嫌いな仕事」と「好きな仕事」

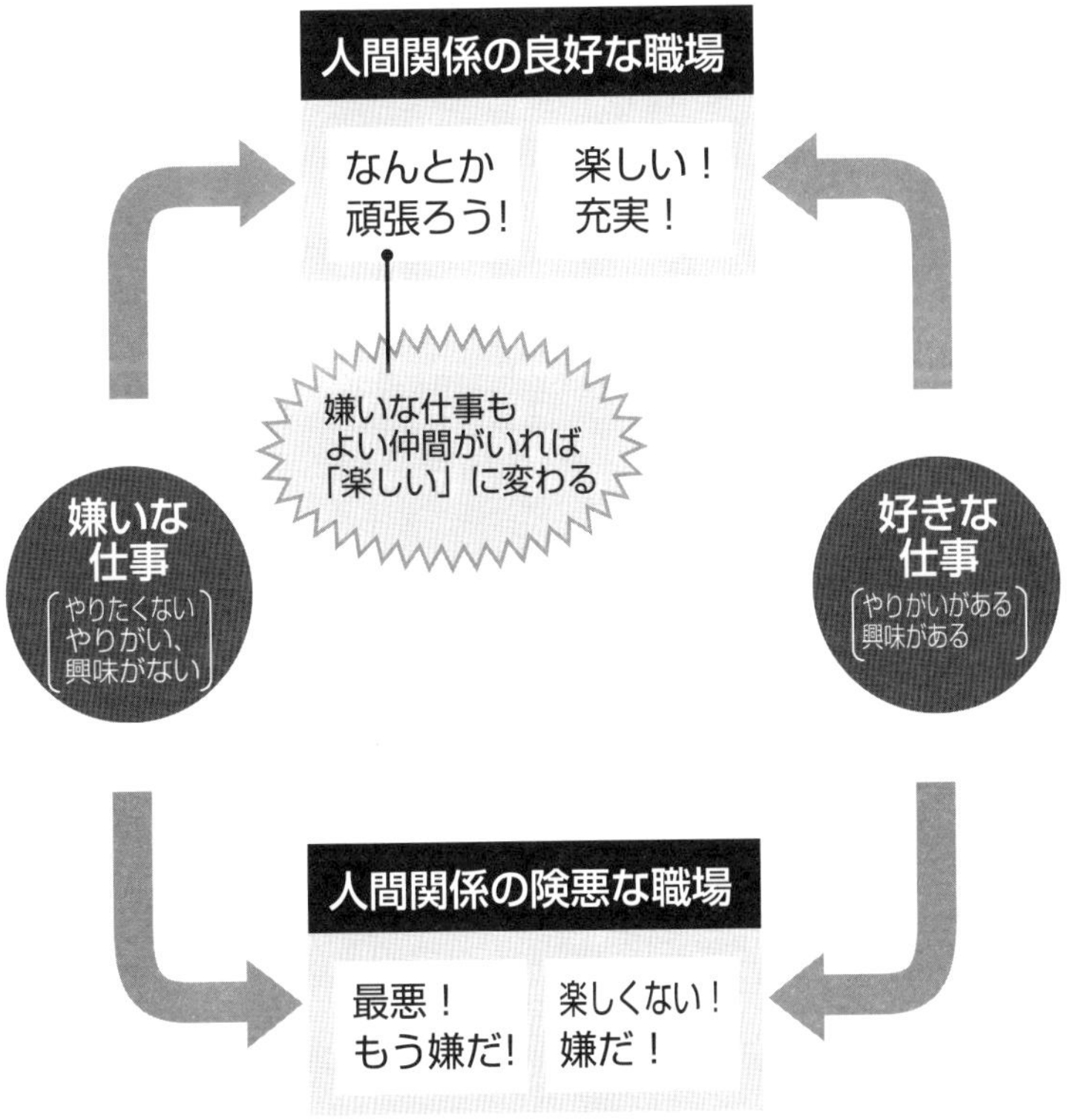

仕事の好き・嫌いと関係なく、
職場の人間関係が「楽しい」を決定する。

先輩、何かと手伝いをしてくれる同僚や部下などがいれば、それだけでかなり軽減されるものです。

つまり、**同じ「つらい仕事」でも、職場の人間関係がよいか悪いかによって、あなたが仕事によって受けるストレスは大きく変わってくる。**

その反対もあります。たとえば、あなたが以前から希望していた「広告・宣伝」の部署に配属されることになったとします。前からずっとやりたかった仕事。やる気満々です。しかし、いざやってみると、新しい部署の上司とまったく反りが合わない……。

せっかくの「やりがいのある仕事」のはずが、まったく楽しくありません。

どんなに好きな仕事、やりたいことでも、険悪な人間関係のなかで「楽しく」こなすのは困難なのです。

仕事自体が「好き」か「嫌い」かとは無関係に、良好な人間関係のなかで仕事をするかどうか。それが、「楽しく」仕事をするうえで、非常に重要なのです。

2

「人間」ではなく「人間関係」を変える

他人を変えようとするのは最大のストレス

どこの会社にも、会社の和を乱すような問題社員はいると思います。そうしたトラブルメーカーの対応に苦労されている方も、多いかもしれません。

つい力が入り、「お前みたいにダメな奴は見たことがない！」「死ぬ気で努力しろ！」「根本からたたき直してやる！」といった対応をしている方もいるかもしれません。

実は、これこそが、膨大な時間とエネルギーを費やしてしまう原因。

このように、社員の「性格」や「人間性」を改造しよう、という態度で臨んでいては、99％失敗します。

まず、**「性格」や「人間性」は、他人が変えられるものではありません。**カウンセリングを数年間続けると、多少は変わってくるように感じられることもありますが、膨大な時間と本人の努力が必要で、まず無理と思ったほうがいいでしょう。

63ページで「解決できない問題で悩むな！」とお伝えしました。変えられないものの典型が、「過去」と「他人」です。「他人」を変えようとすることは、エネルギーを無限のブラックホールに注ぎ込むようなもので、変えようとする人、変えられようとしている人、双方にとってもストレスになるだけです。

「人間」は変えられないが、「人間関係」は変えられる

あなたの嫌いな上司がいたとします。「仕事もできないし、人間性も最悪、まったく尊敬できないどころか、話もしたくない」とあなたは考えるかもしれません。

では、その上司は、その職場の人全員から嫌われているのでしょうか？　そうではないはずです。同僚のBさんは、上司とうまいことやっている、なんてことはよくあります。

本当に人間性が最悪ならば、すべての人からつまはじきにされているはずですし、そもそも経営陣からの信頼がなければ、責任ある立場に昇進していないはずです。

つまり、**「最悪の上司」は、「あなたにとって最悪」かもしれませんが、「すべての人にとって最悪ではない」**ということ。

ただ、あなたとその上司の反りが合わない、相性がよくないだけかもしれません。

「職場のトラブルは人間関係のトラブル」つまり、上司や部下の間でトラブルが起きるとき、「上司の人間性が最悪」とか「使えないダメ社員」とか人間そのものに欠陥があるわけではなく、上司と部下の間の「人間関係」に問題があるのです。

前述のように、性格や人間性は変えられません。しかし、「人間関係」は、変えられます。それも、かなり劇的に。ある出来事をきっかけに、1日で変わるなんてこともあれば、1週間や1カ月で変わることもあります。

「人間を変える」のではなく、「人間関係を変える」と思った瞬間、気分はとても楽になります。質と量の両方でコミュニケーションを深めていけば、人間関係は良好なものへと、必ず変化していくからです。

相手を否定せず肯定する

「人間関係」を変える第一歩が、相手を「肯定する」ことです。これがなければ、コミュニケーションが始まらず、相手も心を閉ざしたままです。

「お前の考えは完全に間違っている!」「こんなことサルでもできる!」「お前は人間のクズだ!」

私の患者さんが、上司に浴びせられた言葉の一例です。これらはすべて、「人格否定」の言葉です。こんなことを言われて「はい、わかりました」と言う人はいません。

日本の会社ではよく「人格否定」が行われますが、「仕事ができない＝人間性がダメ」なわけではありません。たとえば「仕事が遅い」ように見える人も「じっくり考えて動く」のが得意なタイプで、今の仕事や職場が合っていないだけかもしれないのです。

相手の欠点や、（あなたが思う）ダメな人間性をいったん認める。それによって、初めて人間関係を良好にするスタートラインに立つことができます。

前述の「うちの上司は最悪」という言葉も同様です。本人にそれを言わなくても、そう思っている以上、相手と心理的にフラットな関係でないのです。同じ土俵に立っていない。

それでは、いくら人間関係改善のテクニックを使っても無駄です。

まず、相手を1人の人間として肯定するところから始めないと、建設的なコミュニケーションはスタートしません。

3 「嫌い」はすべて「先入観」

「相性」とは、単なる「思い込み」

よく、「相性がいい、悪い」という言い方をしますが、私は、「相性」なんて、単なる「個人の思い込み」「先入観」ではないかと思っています。

「私たち、相性バッチリです。お互い一目惚れで、初めて会った瞬間に運命の人だと感じました！」

そう言って、交際数カ月で結婚したカップルがいました。

「そんなすごい出会いもあるのか」と思っていたら、1年もせずに離婚した……と後日耳にしました。

「あれっ、最高の相性だったんじゃないの？」と本人には言いませんが（笑）、「相性って一体何だろう？」と、考えさせられます。

先日、ある夫婦と食事をする機会がありました。お互いに40歳頃に結婚され、現在は結婚して10年ほどだそうですが、非常にラブラブな雰囲気でした。2人は職場結婚ですが、初めて会ってからは何年も、何かにつけて意見がぶつかることが多い、お互いに嫌い合う仲だったというのです。

ある日、仕事をめぐって、意見が大きく対立しました。とても収束しそうになかったため、その問題について、じっくりと話し合うことに……。

腹を割って話し合った結果、お互いに「悪い人じゃないんだ」と相手に対する印象が180度変わり、むしろ惹かれ合うようになり、2年後に結婚に至ったそうです。これは、非常に興味深い話だと思いました。

「相性がいい」とは、「単に初対面のお互いの印象がよかっただけ」という、表面的なものであり、本質的な部分における相性など、存在しないのではないか、というのが私の考えです。本質的な相性がよければ、最高の相性だったカップルが短期間で離婚にはならないでしょう。

初対面の相手の印象がよくなくても「この人とは相性がよくない」と勝手に決めつけない、マイナスのラベリングをしない。

「よく話してみないとわからないぞ」「もっとつきあってから判断しよう」と考えてみま

しょう。

「相性」とは、先入観です。恋愛で、「相性がいい！」と舞い上がるのはよいとしても、職場内の人間関係で「相性が悪い」と相手を敬遠してしまっては、人間関係の幅を狭め、結果として「苦しい」人間関係を増やすことになってしまいます。

「あなたの嫌いな人」は「あなたに似た人」かも

人間は、自分自身の短所や欠点と直面したくない、という心理傾向を持っています。たとえば、私は、自分の講演の映像をＤＶＤにして販売しているのですが、それを見返すことはまずありません。

なぜなら「気恥ずかしい」から。自分のしゃべり方の欠点やクセが目につき、話の下手さ加減に腹が立って見ていられないのです。この傾向は、他人にも当てはまります。

自分が持つ欠点や弱点と同じものを相手が持っていると、それを攻撃したり、腹立たしく感じることがあるのです。

よく「同族嫌悪」という言葉が使われますが、心理学的には、「投影」と呼ばれます。自己の悪い面を認めたくないとき、ほかの人間にその悪い面を押しつけてしまうような心の働きのことです。

ですから、本能的に「嫌《いや》」「嫌い」と感じる人は、相手をよく観察してみたり、腹を割って話してみると、実は自分との共通点が多かった、自分と似たもの同士だった……ということがよくあります。

最初の相性は最悪だった夫婦もそのパターンです。２人は自分たちを「似たもの夫婦」だと語っていました。似ているからこそ、最初の印象、相性が悪い……と感じてしまうこともありえるのです。

あなたが嫌いな人。好きになれない人。その人は、あなたと相容れない人間である、とは限らないのです。実は共通点が多い、自分に近いスタンスの人間かもしれない。

「好き」「嫌い」とは、正反対の感情ではなく、心理的にはコインの「表」と「裏」のように「一体」となった関係になっているのです。

脳は「好き」「嫌い」の二者択一でしか判断できない

人間は、人を「好き」か「嫌い」かで、判断しがちです。では、そのメカニズムは、一体どうなっているのでしょうか？

扁桃体のしくみ

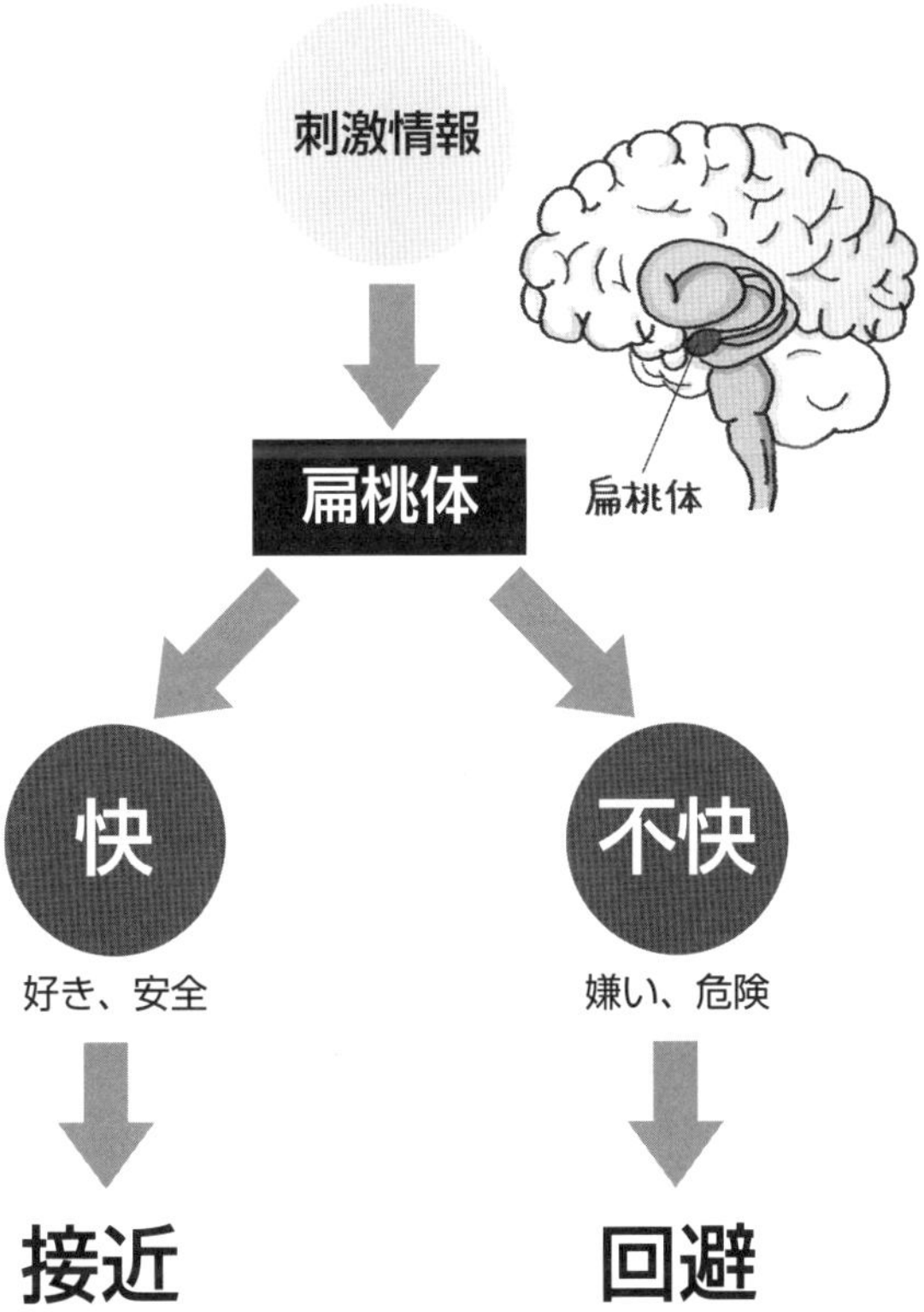

脳の危険判定装置である扁桃体で、
「好き」「嫌い」は瞬時に判断されている。

人間の、「快」「不快」は、42ページでも説明した「扁桃体《へんとうたい》」で判断されます。かなり本能的に、瞬間的に判断されるのです。人の好き嫌いに限らず、身の回りで起きる、すべての出来事について、脳は「快」「不快」を瞬時に判断していきます。

そして、「快」と判断した刺激に対しては「接近」、「不快」と判断した刺激には「回避」の反応をとらせるのです。

何か食べ物を口にし「おいしい」という「快」刺激を得た場合は、「また食べたい」と思います。「おいしくない」と「不快」刺激を得た場合は、「もうこれ以上食べたくない」「二度と口にしない」という反応を起こします。

この脳のラベルづけは、初めての反応（第一印象）によって、ほぼ決定されるのです。たとえば、子どもがニンジンを初めて食べたとき、「苦い！」と感じると、それは「不快」刺激となって、脳は「二度とニンジンは食べたくない！」という感情を植えつけます。ニンジン嫌いになった子どもは、甘く味つけするなどして「苦い」ものでなくしても、かなり強固に拒否します。

扁桃体は、魚類にも備わっている、非常に原始的な生体防御システムで、生物が生存確率を高めるための、極めて重要なシステムとして存在しているのです。

危険な食べ物は、二度と口にしない。危険な場所には二度と行かない。危険な外敵と二度目に遭遇したら、ただちに逃げる。「不快」を避ける行動は、危険から遠ざかることであり、結果として生存確率を高めます。

ある心理学実験によると、人間の印象は初対面で90％決定し、あとからその印象を変えるのは非常に難しいという結果が出ています。初対面の影響力が大きい。これを心理学では、「初頭効果」ともいいます。

このように、脳は「快」「不快」、「好き」「嫌い」の二者択一で、初対面の人間を判定し無意識にレッテル貼りをしてしまうのです。

「この人、好きじゃないな」とまず思わないことを、意識してみてください。

4

あなたの「嫌い」を「好き」に変えて人間関係を改善する

職場の10人でイメージしてみよう

「嫌いという感情は無意識にわいてくるから、嫌いと思わないよう気をつけようとしても、自分でコントロールするのは無理」

と思う人も多いはず。そこで、「嫌い」という感情をほとんど取り除く方法を教えましょう。

簡単なワークをしてみます。あなたの職場の10人をイメージしてください。その人たちを、「好き」か「嫌い」かに分類してみるのです。

何人ずつになりましたか？「好き」7人、「嫌い」3人。「好き」8人、「嫌い」2人。

こんな感じが多いと思います。

「好き」「嫌い」の二者択一で判断すると、少なくない割合の人が「嫌い」に分類されます。

三分法で意識改革～「ふつう」と思えば「嫌い」はなくなる

さて、ここで先ほどの10人のうち、「嫌い」に分類した人をイメージしてください。

そのなかには「大嫌いだ！」「話もしたくない」「顔も合わせたくない」という人もいるでしょうが、「あまり好きじゃないけど、何か迷惑を受けているわけじゃない」「好きじゃないけど、直接の利害関係はないから、どーでもいいや」のように、決して「大嫌い」、積極的に「嫌い」ではない人たちも、一定の割合で存在するはずです。

そこで「嫌い」に分類されたけれども、「大嫌い」というほどではない人を、「ふつう」に分類してみましょう。

あまり好きなタイプではなくても、嫌がらせを受けているとか、毎日不快な思いをさせられているとかでない限り「大嫌い」ではないと思いますから、「ふつう」でいいじゃないですか？

判断するときに「好き」「嫌い」の二者択一ではなく、「好き」「ふつう」「大嫌い」の三択に変えてみましょう。

先ほどの10人を思い返してください。「好き」「嫌い」の2つに分類した10人を、今度は「好き」「ふつう」「大嫌い」の3つに分類してみましょう！

〝「好き」7人「嫌い」3人〟だった人は、〝「好き」7人「ふつう」2人「大嫌い」1人〟

〝「好き」8人「嫌い」2人〟だった人は、〝「好き」8人「ふつう」1人「大嫌い」1人〟

のように変化したはずです。

あるいは、〝「好き」8人「ふつう」2人「大嫌い」0人〟という方もいるのではないでしょうか?

確かに「好きになれない」人だけれど、「大嫌い」というほどではないから「ふつう」でいいや！　と思えれば、私たちは「好きではない」を、「嫌い」と勘違いしていたことに、気づくことができます。

魚類にもある原始的な脳「扁桃体」は、「快」「不快」の二者択一で判断しようとします。しかし、私たちは、扁桃体よりも高度に発達した「大脳皮質」を持っている「人間」です。

「本能的な判断」ですべてを決めるのではなく「理性的な判断」「論理的な判断」によってそれをコントロールすることができるのです。

「悪口」は「悪い結果」をもたらす

「ふつう」という判断基準を設けるだけで、「嫌い」の感情は、ずいぶん減ることが、お

嫌いな人が激減する「三分法」

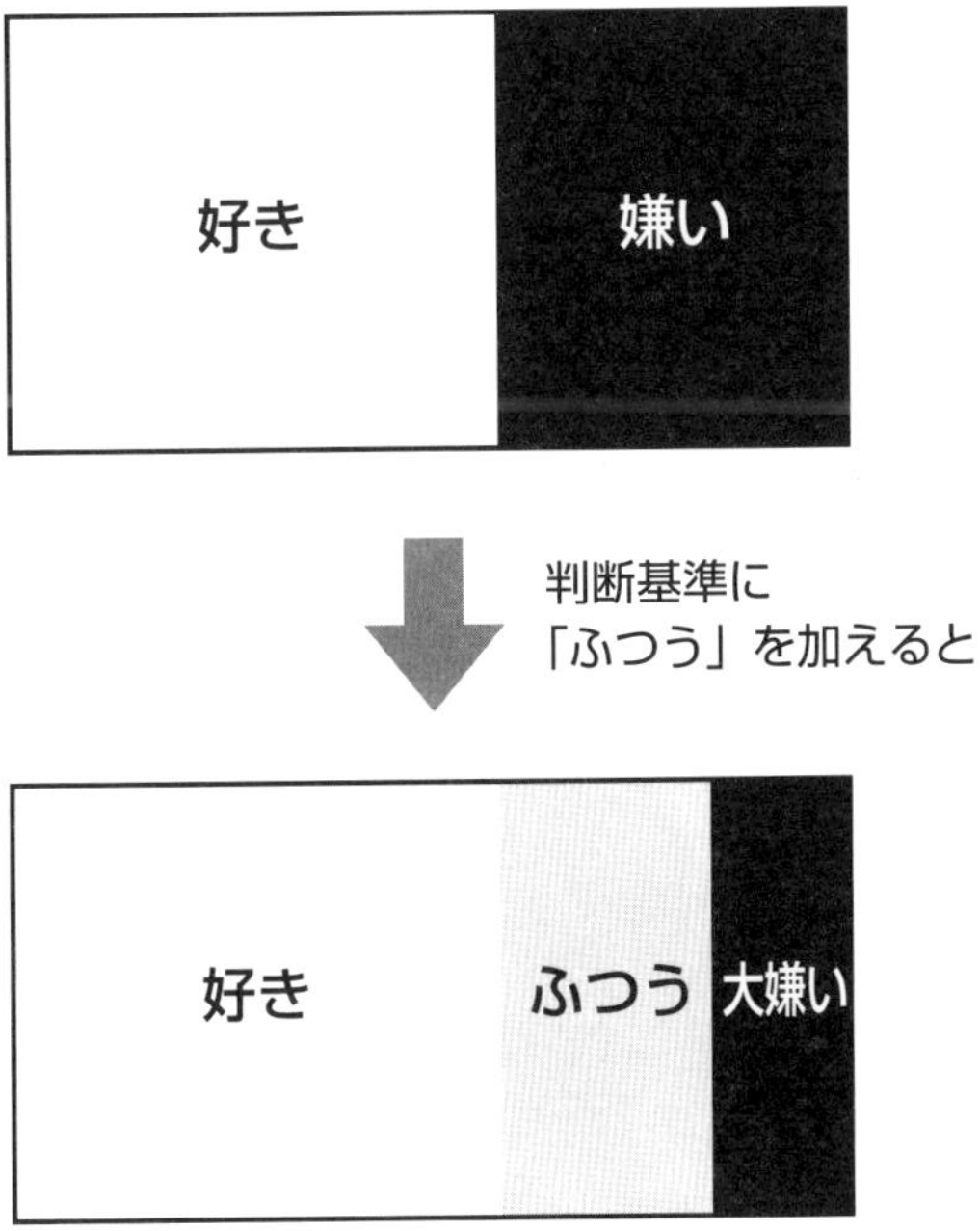

「ふつう」を判断基準に加えるだけで
「嫌い」は大幅に減少する。

わかりいただけたと思います。しかし、それでもあなたの周りの「嫌いな人」は、まだ0人ではないかもしれません。

その場合、どうしたらいいのでしょうか？　まず、自分の嫌いな人の悪口を言わないことです。

居酒屋でよく、サラリーマンが上司や同僚の悪口大会をしていることがあります。これは、絶対にやめたほうがいいです。なぜならば、「悪口」を言うことで、「嫌い」の感情を増幅することになるからです。

「悪口」を言う、とは、「相手の悪いところ探しをする」ことと同じです。

「うちの課長は、×××で、×××だし、いつも×××ばかりしている」

悪口の1つひとつを分解すると、相手の欠点や短所、自分が気に入らない行動や言葉を拾い上げていることがわかります。

何人かで集まって、人の悪口を言い合うと、「そういえば、この間課長は×××で××× したらしいぜ。本当に、上司として最低だよ」といった話になります。つまり、自分が知らなかった、あるいは気づいていなかった、相手の欠点やマイナスな印象を与える行動、言葉が、悪口大会によってどんどん出てくるのです。

このように、**人の悪口を言うとは、「相手をさらに嫌いになる」ことにつながります。**そして、その「嫌い」はすべて自分に返ってきます。人の悪口を言う。ストレス発散のつもりかもしれませんが、長い目で見ると泥沼の人間関係をつくり出し、自分のストレスを増やすだけなのです。

「かげ口」ではなく「かげほめ」を

そうはいっても、飲み会などに参加していると、自分が直接に話題をふってもいないのに、悪口大会が始まってしまうことがあります。

私なら、そんなときは、「擁護派」に回ります。「本当に、うちの課長は上司として最低だよ」という話に対して、「でもこの間、こんなこともあったよ……。無頓着に見えて、結構、気を遣っているところもあるんじゃないかな」と、悪口を言うのではなく、あえて「ほめ」てみるのです。「かげ口」ではなく「かげほめ」です。それは、本心でなくても結構です。「ほめ」というほどのものではなく、「擁護」でもよいでしょう。

嫌いな人間をほめるようにする。そうすると、おもしろいように人間関係が変わってきます。それが本人の耳に入れば、その効果は絶大なものとなりますが、そうならなかったとしても、本人のいないところで、こっそりとほめても、人間関係は好転します。なぜなら、「ほめる」のは、「相手のよいところ探し」につながるからです。

人はみな、「よい面」と「悪い面」の両方を持っています。「すべてがよい」なんて人はいません。「嫌な奴」には悪い点がいくつかあったとしても、よい点も必ずあるはずです。

短所・長所は表裏一体で、状況によって変化するもの。たとえば「不注意なミスが多い」は、「あまり細かいことにこだわらないおおらかな性格」と言い換えることもできます。あなたに細かいことを口うるさく注意してくる上司は、言い換えると「熱心」です。「無関心」より、何倍もいいでしょう。

要するに、**悪いところ探しをすれば、「短所」がたくさん見つかって、相手のことが嫌いになる。よいところ探しをすれば、「長所」がたくさん見つかって、相手のことが好きになるのです。**

本人を直接ほめるのが一番いいですが、かげでこっそりほめても、あるいは心のなかで相手をほめるだけで、相手に対する「好意」が生まれてきます。

5

相手の「嫌い」を「好き」に変えて人間関係を改善する

桃太郎の心理テクニック

相手に抱いた「嫌い」を「好き」に変えるコツをお話ししました。しかし、自分ではなく相手の自分に対する「嫌い」の感情を変えるのは無理だろう、と思う人もいるかもしれません。

確かに非常に難しそうに見えますが、そんな不可能を可能にする方法があります。

昔話『桃太郎』は、ご存知ですね。お腰につけたキビ団子。道中で遭遇した犬にキビ団子を与えると、犬は桃太郎の家来となり、鬼退治に同行します。続いて会った猿とキジにもキビ団子を与えると、やはり家来になるのです。

なぜ犬、猿、キジは、キビ団子をもらったくらいで、桃太郎の家来となり、命がけの鬼退治に同行することを決めたのでしょうか？　その理由は、「好意の返報性」にあります。

人は他人から親切にされると、何かその人にお返しをしないと気が済まない感情に支配されます。それを「好意の返報性」と言います。金銭・物品など物理的なものをもらうだけでなく、「ほめる」「好意を持つ」などのプラスの感情に対しても、それをお返ししたくなります。

キビ団子をもらった犬は、桃太郎のために何かをしてあげないといけない、親切をお返ししないといけない衝動にかられました。犬が桃太郎のためにできることが、桃太郎の家来となって鬼退治を助けることだったのです。

また、この「返報性の法則」は、「好意」だけでなく、「悪意」に関しても、成立します。つまり、**あなたが人に悪意を持ったり、人を嫌ったりすれば、相手もあなたに対して悪意を返してきます。**

心のなかで、「この人、嫌い！」と思いながらその人と接していると、それが非言語的に（言葉以外の要素で）相手に伝わってしまうのです。相手が嫌いでも、黙っていればわからないだろう、表面上はにこやかに接していれば大丈夫だろう、ということにはなりません。たとえ黙っていても、その相手はあなたに「嫌い」を返してくるのです。

「好意の返報性」と「悪意の返報性」がわかったら、相手に対して「好き」で接するべきか、「嫌い」で接するべきかは歴然としています。「嫌い」の感情を抱いて人と接しても、

返報性の法則

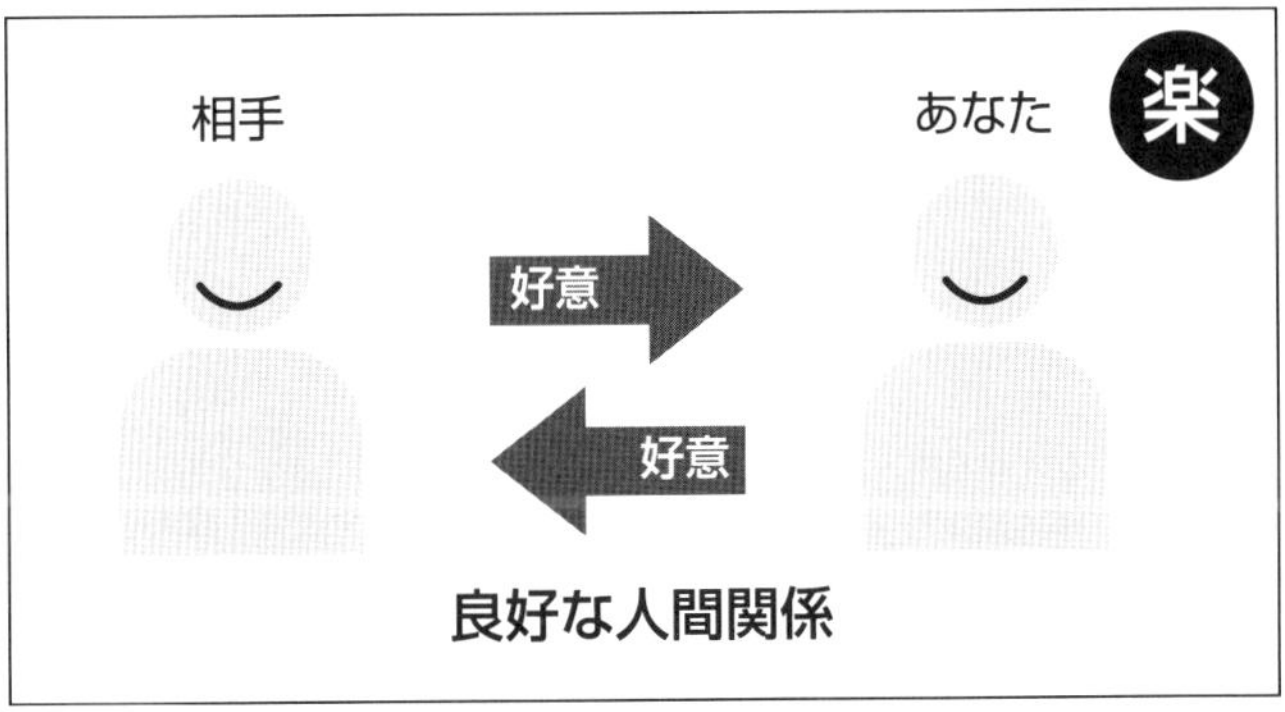

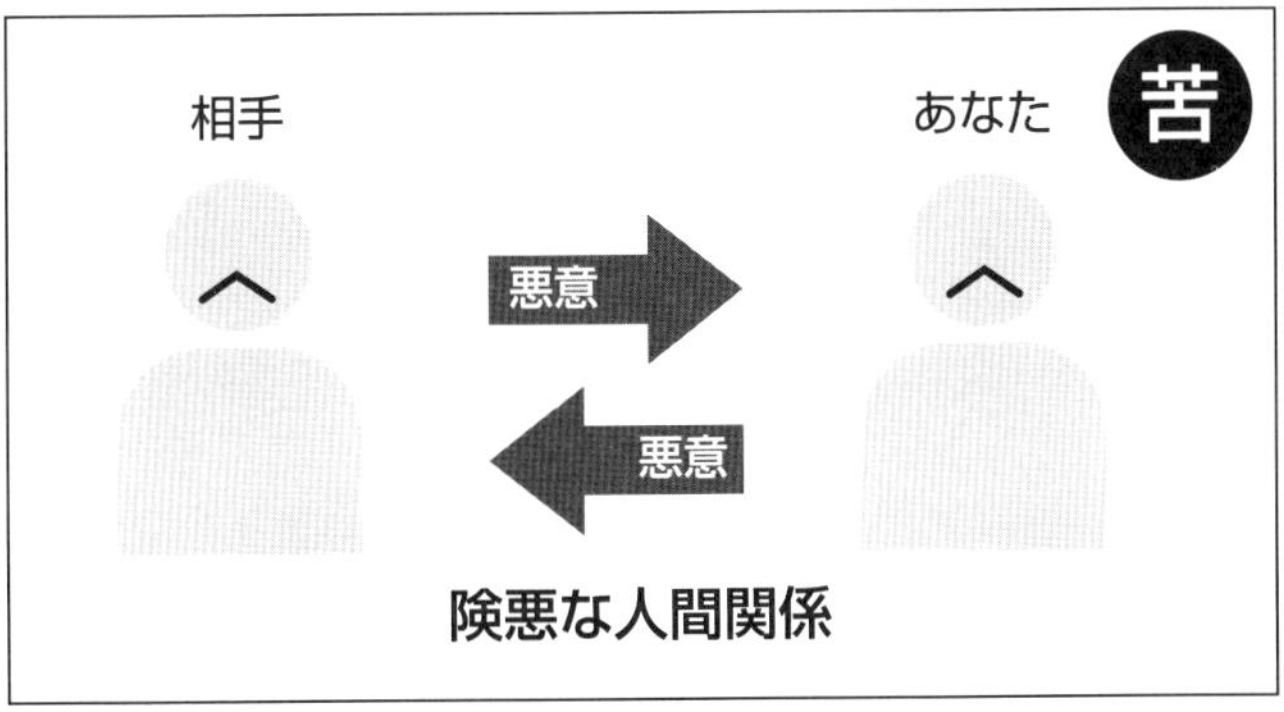

「嫌い」と「悪意」がなくなれば、
人間関係の「苦」は「楽」に変わる。

百害あって一利なし、なのです。

泥沼の人間関係を瞬時にリセットする秘術とは？

以前、私はある病院で認知症専門外来をやっていました。この外来は、通称「もの忘れ外来」と呼ばれているところで、「最近、もの忘れが進んできたのですが」という方が多く来られるほか、認知症患者の介護をしている家族も相談に訪れます。介護に抵抗したり、興奮したりする認知症の患者さんの介護は、想像を絶するほど苦しいものです。その介護が今後何年続くかわからないという不安もあります。

認知症のお舅さんを介護しているお嫁さんから、相談を受けました。いくら介護をしても、悪口や嫌味、悪態ばかり。黙って介護されていればなんとか頑張れるものの、精神的にも限界だと。

そこで私は彼女に「そんなあなたの、介護をしたくないという気持ちが、お舅さんに伝わっているのではないでしょうか？」と質問しました。彼女は無言になってしまいました。

介護でも「返報性の法則」は存在します。イヤイヤ介護していると、それは介護される側にすべて筒抜けになります。結果として、それが介護への抵抗、悪口や悪態、興奮や暴力など、「悪意の返報性」として返ってくるのです。

介護する人が心から明るい気持ちで介護していると、介護される側も明るい気持ちになって、気持ちよく介護を受けてくれるのです。

そこで、彼女にアドバイスしました。今までの恨みつらみはすべて忘れ去ってください。いろいろ思うところはあるでしょうが、1週間だけでいいので、「お舅さんと初めて会った」と思い込んで心のなかを空っぽにしてください。そして、心を込めて、献身的に、笑顔で介護してください。

彼女は最初「そんなことはできません！」と否定的な態度を示していましたが、「1週間で、必ず相手の態度は変わります」と私が断言したのを聞いて、「それなら、なんとかやってみます」と言いました。

1カ月後に彼女が来院しました。陰鬱な表情はどこにもなく、笑顔で言いました。

「おじいちゃんが変わりました！」

数年の介護の結果、悪口や悪態が日常的となり泥沼となった嫁舅関係。それが、「好意」を持って1週間接しただけで、お舅さんの態度は柔らかになり、悪口や悪態もなくなり、最後には「ありがとう」と感謝の言葉まで口にしたのだそうです。

「好意の返報性」は、非常に普遍的な心理法則ですから、認知症になって理解力の低下した方にも、すべての人に効果があるものです。

重要なのは、最初に「悪意」を引き下げて、「好意」を差し出すのは、自分でなければいけないということです。

言うのは簡単ですが、これはとても難しい。なぜならば、既に泥沼の関係になっているということは、「悪意」と「悪意」のキャッチボールをしている「悪意の返報性」にすっぽりとはまった状態です。その状態で、いきなり「好意」を投げるのは、相当の勇気と思い切りが必要となります。

しかし、このように「悪意」を「好意」に変えることによって、人間関係をリセットすることは可能です。

私の経験では、このアドバイスを受けて、きちんと実行した方は、すべて成功していきます。あなたも、泥沼の人間関係を「好意の返報性」によって覆すことが可能なのです。

6

「嫌い」を「好き」に変える最後の手段

人間関係がよくないのは、コミュニケーション量が少ないだけ

「やり方はわかったけれど、やっぱり既に険悪な人間関係を修復するのは難しい」ほとんどの人はそう思っているのではないでしょうか？　既に何カ月、あるいは何年もの間にでき上がった、心の溝や険悪な人間関係は、ちょっと好意を差し出したくらいでは直せそうにありません。では、どうしたらよいのでしょうか？

一番簡単なのは、コミュニケーションの量を増やすことです。長年犬猿の仲だった2人がじっくり話し合ったら、意外とよい人だったと気づき結婚した夫婦の話をしました。「嫌い」は「回避」につながります。扁桃体が「嫌い」のラベルを貼ると、「その人と会いたくない」「その人と話したくない」という感情を引き起こします。ですから、**「嫌い」な人とは、コミュニケーション量が圧倒的に少なくなってしまいます。**

結果として、相手に対する情報量、相手に対して知っていることは、極端に少なくなり

ます。その人が意外な長所を持っていたとしても、それを知りえなければ、「好き」に転じるきっかけも得られません。

相手に対する情報を多く得ることができれば、知らなかった相手のよさに気づくことができ、相手に対する好意度はアップするかもしれません。

あるいは、相手に自分を知ってもらうことで、相手の好意度が上がることもあるでしょう。そのためにも、「コミュニケーション量を増やす」ことが、非常に大切です。

誰でもできる！　コミュニケーション量を増やす方法

コミュニケーションの量を増やす。その方法はそう難しくはありません。「挨拶する」「雑談する」「聞く」の3つをきちんとこなしてください。

1．笑顔で挨拶する

挨拶するほど、楽しい仲間がポポポポ～ンと増える。

公共広告機構のテレビCMにもありましたが、「挨拶は魔法の言葉」というのは、間違いないと思います。

挨拶は、コミュニケーションの入口なのです。挨拶すら交わせない人と親しくなるのは、無理というものでしょう。

コミュニケーションは、まず挨拶から。挨拶とは、心理学的に言えば、「私はあなたに対して心を開いていますよ」というサインです。ですから、挨拶は人間関係の第一歩となります。

ある人と親しくなりたいのであれば、きちんと挨拶する。できれば、笑顔で挨拶したいですね。そうされて、嫌な気分になる人はいません。

笑顔で挨拶する。それによってお互いが、コミュニケーションのスタートラインに立つことができます。

2. 雑談する

挨拶が終わったら、そこからなかに入らないと、コミュニケーションは深まりません。自然な流れとしては、「雑談」が、コミュニケーションを簡単に深める方法として有効です。

雑談の重要なポイント、それは、**「雑談」を通して、相手との「共通点」を見つけ出すことです。**人間、些細なことでも共通点があれば、親密度は高まります。

北海道出身です。世田谷区在住です。田園都市線沿線に住んでいます。カレーが好きです。映画が好きです。北海道日本ハムファイターズのファンです。○○大学出身ですなどなど……。どんな人とも、必ず共通点はあるもの。そこから、「共通の話題」を引き出していけば、「それ、あるある」といった「共感」が生まれます。

お互いの共通点を大切にした雑談を日々、意識していくと、ギクシャクした人間関係も、徐々に氷解していくものです。

相手と自分の「好きなこと」「好きなもの」の共通点について話す。それだけで、人間関係が好転します。自分の「好きなこと」「好きなもの」について話すことは、「楽しい」からです。日常的な「楽しい」の積み重ねが、「嫌い」を「好き」に変える原動力となります。

3. 聞く

「聞く耳を持たない」という言葉があります。人間は、自分の嫌いな人に対して、「聞く耳を持たない」傾向があります。対面して話を聞いているつもりでも、右から左に抜けてしまうようなことが起きるのです。それでは、コミュニケーションをとっているつもりでも、それは常に薄いものになってしまいます。

大切なのは「聞く姿勢」です。しっかりと「聞く」ことで、同じ会話からも、相手に関してより多くの情報が得られるようになります。

また、人間は自分の話をしっかり聞いてくれる相手に好意を抱きます。話を聞いてもらうと、自分が受けとめられた、自分が承認されたという、「承認欲求」が非常に満たされるからです。

その反対が、「話をないがしろにされた」状況です。一生懸命話しているのに、相手がそれをきちんと受けとめてくれないと、強いマイナスの感情を抱くのです。「聞く」ことを、きちんと実行する。それだけで、人間関係はかなり改善されます。

多くの場合、人間関係がうまくいっていない人ほど、「なんとかしなければいけない」という焦りから、「話す」ほうに力点を置いてしまいがちです。私がおすすめするのは、**「話す」と「聞く」の割合を、2対8くらいにしよう**、ということです。

つまり、会話では相手が大部分を話し、自分は相槌を打ち、時々コメントをはさむような状態。そういう聞き方ができれば、相手との関係性を簡単に深めることができます。これは、カウンセリングで行う聞き方でもあります。

2対8を強く意識してようやく、実際は3対7か、4対6くらいのちょうどよいバランスに落ち着きます。

淀川長治さんもやっていた！「嫌い」を「好き」に変える技術

映画評論家の淀川長治さんはご存知ですね。若い人は知らないかもしれませんが、『日曜洋画劇場』の映画解説を担当され、たくさんの人に映画のおもしろさを伝えた方です。

淀川さんはよく、「私は嫌いな人に会ったことがない」とおっしゃっていました。

私が大学生の頃、この言葉を初めて聞きましたが、「そんなことはないだろう。嫌いな人もいるはず」と思いました。

しかし、私も精神科医になり、人間関係についていろいろと勉強してからは、淀川さんの気持ちが少しわかるようになってきました。人を嫌いになっても何のメリットもないと気づき、本章で説明したような、「嫌い」を「好き」に変える方法を実践してきたからです。

淀川さんの境地にはまだ達することはできませんが、「大嫌いな人に会ったことがない」くらいであれば、言えるようになったと思います。

淀川さんは、出会うすべての人、おつきあいしているすべての人に、自分から先に「好

意」のボールを投げていました。

人間は「好意」のボールを投げてくれる人には、「好意」のボールを投げ返してしまいます。あるいは、最初は「悪意」が返ってきても、「好意」のボールを投げ続ければ、そのうち必ず「好意」のボールが返ってきます。

淀川さんは、その法則を自らの体験から知っていたのでしょう。ですからいつも笑顔で、朗らかに人と接していらした。常に「好意」のエネルギーを周囲に発散しているから、嫌いな人に出会うことはない、というわけです。

「人間」は変えられないが、「人間関係」は変えられる。「人間関係」を改善することは、ひどく難しいと思う人が多いですが、自分から先に「好意」を投げる。ただそれだけで、あなたの周りから「嫌い」な人がいなくなり、またあなたも多くの人から好かれるようになるのです。

第５章

変えられない「苦しい」を「楽しい」に変える方法

「苦しい」を「楽しい」に変える方法を、いろいろ説明してきました。しかし、どんな方法を試しても、消えない「苦しい」、軽くならない「苦しい」、つまり変えられない「苦しい」は、間違いなく存在します。そんな場合は、どうすればいいのか？　もう方法はないのでしょうか？

いえ、あります。とっておきの方法が７つも。

1

相談する

深刻な人ほど相談しない現実

変えられない「苦しい」を「楽しい」に変える方法。そんな都合のよい方法があるかと思うでしょうが、間違いなくあります。その最も簡単な方法は、「相談する」ことです。

そう言うと反論する方もいらっしゃるのではないでしょうか？「今話題にしているのは、原因が取り除けない、不可避な苦しさのはず。解決しないのに、相談しても意味がないだろう」と。

深刻な悩みを抱えている人ほど、「どうせ相談しても解決しない」と、人に相談しないのです。職場の人にも話さず、家族にも言わず、誰にも打ち明けずに1人で悩み続ける。問題はどんどん深刻になり、「苦しさ」はさらに大きくなっていきます。極端な例ですが、自殺に至る人も。

自殺の前に誰かに相談している人の割合は、40％に過ぎません。60％の人が、誰にも相談せず1人で悩み、ある日突然、自殺に至るのです。死ぬか、生きるか、という深刻な問題ですら、60％の人は誰にも相談しないのです。

ある「いじめ」についての調査では、いじめられている小・中学生の40％は、いじめられても誰にも相談せず我慢する、という結果が出ています。深刻だから相談できない。相談できないから深刻化する。相談できないことが、「苦しい」を大きくする原因になっています。

解決しないことが、相談で解決することも

相談には、2つの目的があります。1つは、「問題解決」のため。つまり、「助言」や「アドバイス」が欲しいので相談する、というパターン。もう1つは、自分の悩みを理解してほしいから。アドバイスよりも「共感」が欲しい、というパターンです。

以前、こんな患者さんが来ました。

「借金が返せない。ああ、大変だ、もうダメだ！」

借金が膨らんでしまい、どうしようもない状態に陥ってしまった。借金の取り立て屋が何度も来るし、もうどうにもならない。死ぬしかない。そんな切羽詰まった状態で、精神

的に極度の不安状態を呈していました。まったく落ち着きがなく、診察のイスに5分座っているのも難しい状態だったのです。

なんとか30分ほど話を聞いたあとで、「自己破産というのは、どうなんでしょうか?」と尋ねました。彼は「自己破産なんてできるんですか?」と言います。「自己破産」という言葉は聞いたことがあっても、自分にはどうせ当てはまるはずがないので、そんな可能性すら考えてみたこともなかったそうです。

とりあえず不安状態に対しては抗不安薬を処方しましたが、お金の問題は専門家に相談したほうがよいので、「市役所がやっている借金の無料相談に行ってみてはどうでしょうか?」とアドバイスしました。

1週間後、彼が満面の笑顔で現れました。前回の診察のあと、すぐに市役所で相談したそうです。すると、自己破産の適用が可能とされ、今後、自己破産に向けて、法的な手続きを進めていくことになったのだとか。前回見られたような不安感はまったくなく、朗らかな表情だったのが印象に残っています。

借金を背負い、死ぬしかない、という切羽詰まった状態。彼にとっては、間違いなく「変えられない苦しさ」でした。しかし、それも第三者から見れば、「自己破産」という、基本的な方法で、簡単に解決できる状態だったわけです。

何度もお伝えしてきたように、「苦しい」状態では、視野狭窄に陥っています。ですから、**自分は「変えられない苦しさ」と感じても、第三者から見れば、そうでないことも、非常に多いのです。**変えられない、解決できない苦しさが、専門家に相談するだけで簡単に解決した、というのはよくある話です。

1人で悩まず、誰かに相談しましょう。あなたの友人でもいいし、家族でもいい。あるいは、その問題の専門家に相談するのもいいでしょう。市役所や区役所にはさまざまな無料相談の窓口がありますし、保健所では無料の健康相談もやっています。1人で悩み続けても、いつまでも「苦しい」状態が続くだけです。

「原因」は消えなくても、「苦しさ」は解消する

そうはいっても、本当に変えられない苦しさ、原因が取り除けない、絶対に解決できない苦しさもあります。末期ガンと宣告された、会社が倒産した、息子が交通事故で急死した。などなど。

しかしそんな場合も、相談することは意味があります。なぜなら、**「相談する」だけで**

も気分はスッキリして、「苦しい」気持ちが「楽」に変わるからです。

私の経験から言って、初診（初めて診察する）の患者さんは、カウンセリングの前とあとでは、明らかに表情が変わります。最初は、思い詰めたような、困窮したような、陰鬱な表情で診察室に入ってきます。

30分、あるいは60分ほど話を聞く。ただそれだけで、診察室から出ていくときは、緊張した表情がゆるやかなものになり、安堵した様子になっています。時に笑顔を見せる方もいるくらいです。これがカウンセリングの効果です。

私から大した話はしません。カウンセリングでは、話を「聞く」ことに集中します。話しやすい雰囲気づくりは意識しますが、あとはタイミングよく相槌を打つか、合いの手を入れるくらい。患者さんは話したいことを話し、スッキリするのです。

あなたの友人や知人などに相談した場合も同じです。阪神淡路大震災では、相手がプロのカウンセラーではなくても、話を聞いてもらった被災者のグループでは、ＰＴＳＤ（外傷後ストレス障害）の発症率の低下が認められたというデータがあります。

心のなかにため込んでいることを言葉にして吐き出すだけで、問題が解決されないとしても、気分は確実に楽になります。「相談しても意味がない」というのは間違いです。

2 表現する

なぜ床屋は、井戸に向かって叫んだのか？

イソップ童話「王様の耳はロバの耳」。王様はロバの耳をしていますが、それをひた隠しにしています。しかし、いつも髪を切っている床屋だけは、その秘密を知っていました。

もちろん、その秘密は厳しく口止めされていました。

しかし、床屋はその秘密を人に話したくてしょうがありません。ついに井戸の奥に向かって「王様の耳は、ロバの耳！」と大声で叫んでしまいます。その声があらゆる井戸を伝わって、井戸という井戸から「王様の耳は、ロバの耳！」と反響し、国中に秘密が知れわたってしまいます。

いろいろな解釈ができる話ですが、私は、床屋が「井戸」に向かって叫んだ点がおもしろいと思います。

「人」に対して、話したわけではない、誰も聞いてくれないのを承知の上で、「井戸」に向かって叫んだ。それだけで、床屋の気持ちはスッキリしたということ。誰にも話してはいけない。誰にも話せないというストレスが、井戸に叫んだだけで発散されたのです。

これは、「表現による癒し」と言えるでしょう。**誰も聞いてくれなくても、声に出して表現するだけで、「誰にも言えない」という気持ちが解消され、癒された感じがするのです。**

「痛い」と表現するだけで、痛みは緩和される

子どもが注射を打たれるときに、「痛い、痛い」と大きな声を出して騒ぎますが、このように「痛い」と表現することには、非常に大きな意味があります。

ある心理実験が行われました。Aグループは、「痛い、痛い」と言いながら注射を打たれます。Bグループは、注射されるとき何も言わずにジッと我慢してもらいます。それぞれの注射が終わったあと、痛みを数値で評価してもらいました。すると、Aグループは、痛みを我慢したBグループと比べて、痛みが5分の1にも緩和されたのです。ただ、「痛い」と表現するだけで、「痛み」のストレスが和らいだことになります。

このように、今の気持ちや感情を言葉に出すだけで、「苦しい」気持ちは、簡単に緩和されます。

こんな実験もあります。2つのケージに入れた2匹のマウスに軽い電気ショックを与え、片方のマウスのケージには、噛んで怒りを発散できるように、木の破片を与えました。もう一方のマウスには何も与えません。その後、同じ回数の電気ショックを与えたところ、どちらのマウスが大きなストレスを受けたでしょうか？

何も与えていないマウスのほうが、怒りを発散できる木の破片を与えていたマウスよりも、先に弱ってしまいました。怒りを表現するだけで、ストレスは軽減するのです。

「書く」だけでガンのストレスが緩和された！

変えられない「苦しい」の一例として、末期ガン患者の苦しみが挙げられます。どんな治療を受けても治ることのない末期ガンの苦しさは、どうやっても取り除くことは難しいように思えます。

しかし、そんな「苦しい」も、表現によって緩和することができます。

臨床医のナンシー・モーガンが、ワシントンのガン医療センターで末期ガンの患者に対して筆記エクササイズを行ったところ、非常に大きな成果が得られました。

筆記エクササイズとは、20分という決められた時間で、「ガンが自分たちの何を変えるのか、そしてその変わったことに対して自分はどう思うのか」を記述する簡単なものです。

筆記エクササイズ参加者の49％が「病気に対する考え方が変わった」と答え、38％が「今の状態についての気持ちが変わった」と答えました。特に、若い患者、そして最近ガンと診断された患者に、気持ちを楽にする高い効果が認められました。

末期ガンの患者が抱えるストレスは、想像を絶するものですが、そんな大きなストレスも、「表現する」ことで、軽減できるのです。

ツイッター～簡単に表現できる癒しのツール

さて、イソップ童話で床屋は井戸に向かって「王様の耳は、ロバの耳！」と叫びましたが、その声は、井戸を伝って、国中に広がってしまいます。これって、ツイッターと同じじゃないか……と思うのです。

今流行っているツイッター。自分の思いや、今考えていることを１４０字以内の短い言葉で表現し、つぶやきます。このツイッターに、非常に癒しの効果があります。自分の思いをツイッターに書くだけで「スッキリする」のです。

ツイッターをされている方はわかると思いますが、ただ「つぶやいた」だけでも、そのつぶやきを見た人からの反応があります。

ツイッターは、相手がいないようで実はいるわけです。読んでいないようで、誰かが読んでいる。そうした状態は、「井戸」や「海」に向かって叫ぶよりも、「人に読んで（聞いて）もらっているかもしれない」という期待感から、何倍も「癒し」の効果を増幅すると考えられます。

日記による癒し

自分の行動や思ったことを文章で表現する。ツイッターもそうですが、「日記」も簡単にできる自己表現の1つです。数年前「ミクシィに日記を書く」のが流行りました。今もブログをつけている人は非常に多いと思います。

なぜ、日記がこんなにも広まっているのか。それは、「書くこと」が楽しいから。そして、日記を書くことに「癒し」の効果があるから、ではないでしょうか？

今日の出来事や、思ったこと、感じたことを1日の終わりに書きとめる日記。書いたことのある人はわかると思いますが、日記を書くと、心のなかにある何かを吐き出したような、心がスッキリするのを感じます。

日記の癒し効果。精神医学の心理療法の1つ「日記療法」が、それを証明します。日記療法は、不安障害、うつ病やアルコール依存症、薬物依存症の治療によく用いられるものです。患者さんがその日の出来事と、それに対してどう感じたか、そして何を考えたかを日記にまとめます。それを主治医に提出し、主治医はコメントを書いて返却します。患者さんと主治医との交換日記のようなものです。

患者さんは、自身の行動や気持ちを書き綴ることで、自分自身を見つめます。主治医は、日記に書かれる誤った考え方、行動などを面談のときに指摘し、さらに自己洞察、内省を深めてもらいます。日記療法は、自己洞察に非常に有益な治療法と考えられているのです。

日記療法と自己洞察～『17歳のカルテ』

映画『17歳のカルテ』にも、日記療法が登場します。境界型パーソナリティ障害のスザンナ（ウィノナ・ライダー）は、精神病院に入れられます。本人はまったく病気の意識がなく、治療する意欲もありません。しかし、どうにもならない自己破壊衝動と苛立ちに苦しみ、問題行動を次々と引き起こしてしまいます。

ある日、男性職員と性的関係を持ってしまうスザンナ。それを知った看護師のヴァレリー

（ウーピー・ゴールドバーグ）は、スザンナを冷水風呂に投げ込みます。激怒したスザンナは、「あんたが医者のふり？　カルテも投薬も。調子に乗らないでよ。たかが看護婦でしょ！」と怒鳴り散らします。

それに対してヴァレリーは言います。「あなたは何なの？」

まったく反論できないスザンナ。自分のひどさに直面したスザンナに、返す言葉はありませんでした。ヴァレリーは、スザンナに1冊のノートを渡します。それに日記をつけるように、と。ヴァレリーの「自分自身をもっと見つめなさい」というメッセージ。日記療法の始まりです。

スザンナには「小説家になりたい」という夢があり、元々文章が得意だったことも手伝って、積極的に日記療法に取り組んでいきます。常に日記を持ち歩き、時間があったら記録するほどに。そして、日記療法が進むと同時に、自己洞察も進み、自分が一体どんな人間なのかを、客観的に見られるようになっていくのです。

日記による癒し。その理由は、主に2つあります。「表現」による癒し。そして、「内省」による癒しです。日記で、自分の思いを文章で表現する。当然、言葉で発するのと同等か、それ以上の「表現による癒し」効果が期待されます。

また、文章を書くとは、自分の内面と対話すること。自分の考えや気持ちを文章にすることで自己洞察、内省が深まり、自分自身を客観的に見られるようになります。深刻だった悩み事も、客観視することで、「大したことではなかった」と思えるようになります。視野狭窄に陥っていた自分に、自ら気づけるようになるのです。

馬鹿にできないインターネット表現の癒し

私は、「インターネットを使って情報発信をしましょう」と言い続けています。それは、自分がメルマガ、ツイッター、フェイスブックなどで情報発信してきた経験に基づいているのですが、**その一番の理由は、「楽しい」から。そして、情報発信自体が、「癒し」の効果を持つからなのです。**

「情報発信」というと、「私には、そんなすごいことは無理」と思ってしまう人も多いでしょう。「情報発信」は、「自己表現」と考えて構いません。ブログやミクシィに日記を書く。ツイッターで今していることをつぶやく。フェイスブックに今日の出来事を写真つきで投稿する。いずれも立派な自己表現です。

自分のつぶやき、心の声に1人でも2人でも反応があれば、それは非常に嬉しいことです。それだけで、孤独感は和らぎます。自分の考えや行動に共感してくれている人がいるのは、こんなに嬉しいものなのか……と。

ブログ、ミクシィ、ツイッター、フェイスブック。どのインターネット・メディアも無料で、簡単にスタートすることができます。「誰かが見てくれている」「誰かが読んでくれている」という期待感が、自分のノートに書く誰にも見せない日記と、最も異なる点です。

何か悩み事があったとき。あるいは、ちょっとしたストレスになるような出来事があったとき。人に相談できるのがベストですが、自分の深刻な悩みを聞いてくれる友人も、そう多くはいないでしょう。また、そうした友人がすぐに会ってくれるとも限りません。

そういうときは、インターネットで表現してみる。すると、不思議なことに「苦しい」が「楽しい」に変わってしまうのです。

インターネット媒体を使った「表現」による癒し。「苦しい」が「楽しい」に変わる重要な方法として、是非、利用していただきたいと思います。

3

仲間、友人に癒される

仲間がストレスを軽減する科学的証拠

漫画『ONE　PIECE』が大ブームです。麦わら帽をかぶった海賊ルフィとその仲間たちが繰り広げる大冒険。コミックの累計発行部数は2億部と、日本漫画界前人未到の記録を打ち立てました。

『ONE　PIECE』の重要なテーマが「仲間」の大切さ。仲間への思いやり、仲間との助け合いが、繰り返し描かれています。

「仲間」を持つと「苦しい」は緩和される。みなさんも体験から、何となくそうだなとは感じていると思います。「仲間」の存在がストレス緩和に役立つ。これは多くの医学的データが出ていますので、いくつか紹介しておきましょう。

動物実験で、親しい仲間から離し、見知らぬ動物同士を一緒に入れて心理的ストレスを観察するものがあります。若年の猿を新しい環境に1匹置いた場合は、大きなストレスがかかるのに対し、数匹を一緒に入れた場合は、ストレスの徴候はあまり見られません。また、遊び仲間や身繕《みづくろ》いの仲間が多いヒヒのコーチゾールの値が、仲間とのつながりの薄いヒヒのそれよりも低い（＝ストレスが少ない）というデータがあります。

心筋梗塞とうつ病を併発している患者のなかで、社会的な支援がない人は、ある人に比べて心筋梗塞によって死ぬ確率が3〜4倍も高いという研究結果も出ているのです。

仲間がいる。それだけで私たちは、「心強さ」を感じます。コーネル大学の研究では、被験者に人前で暗算をさせたり、大勢の観客の前で話をさせてストレスの影響を調べたところ、観客のなかに応援してくれる友だちがいた被験者のストレス反応は、仲間の応援のない人に比べて穏やかでした。

ある学者が、試験中の女子大学生を調査した結果、友人の少ない女子学生の喫煙量は、友人の多い学生に比べ、平均で54％増加していました。一方飲酒量は、孤独な学生では平均に比べ20％増加したのに対し、友人と過ごす学生では、17・5％の減少が見られました。これは、「友人」がストレスの緩和に役立っていることを示しています。

「仲間」が一緒にいる。「仲間」からの支援が得られる状態は、生物学的に見て、ストレスを軽減することにつながるのです。

真の友が吃音を癒す～『英国王のスピーチ』

２０１１年のアカデミー賞作品賞受賞作『英国王のスピーチ』は、「相談できる相手」の必要性を教えてくれます。

吃音《きつおん》に悩む英国王ジョージ6世（コリン・ファース）が、吃音を克服し、国民に愛される王になるまでの物語。彼は最初、吃音に悩みながらも、誰にも相談できないでいます。「国王」という立場が、「誰かに相談する」という行為にブレーキをかけたのでしょう。

彼の相談者は、妻のエリザベスだけです。しかし、彼女は彼の心の支えとなるものの、吃音を治すことはできません。そこで彼女は、名医と噂の言語聴覚士を次々に探し、治療を受けさせますが、効果がありません。

ジョージとエリザベスが、最後の頼みの綱として訪れるのが、スピーチ矯正の専門家ライオネル（ジェフリー・ラッシュ）です。

私はこの映画を見て、最初は治療者と患者だった2人の人間関係が、やがて「友情」へと深化していくのを感じました。

治療が進んで明らかになったことがあります。ジョージは、幼い頃から、自分の悩みを誰にも相談できずに苦しんでいたのです。王室の一員という責任と重圧感。その見えないプレッシャーが彼に重くのしかかり、自分への自信を失わせ、吃音の原因になっていたのです。その重要な秘密を、ジョージはライオネルに打ち明けます。自己開示。彼が、初めて心の扉を開いた瞬間です。

それは、ライオネルが主治医だからではありません。長い治療を経て、2人の人間関係が、秘密を話せる関係にまで深まったからでしょう。

ジョージが生まれて初めて、心を打ち明けることができる「友人」を得た瞬間。そして、その自己開示のあと、ジョージはライオネルを100%信頼できるように。治療にも積極的になり、ついにはその障害を乗り越えます。ラジオ放送されるドイツとの開戦宣言。吃《ども》ることなく、堂々と語るジョージのスピーチは感動的です。

ジョージの吃音克服のポイント。それは、誰にも言えなかった心の内を「開示」できたから。そんな秘密を打ち明けられるだけの「友人」を得られたからではないでしょうか？

誰にも相談できなかったジョージが、ライオネルを真の相談相手と認識し、心の内を明かした瞬間に、何年も続いていた吃音から解放されたのは、当然のことなのです。

「苦しみ」を1人で抱えるのは、つらいものです。誰かに理解してもらえるだけで、「苦しみ」は軽くなり、乗り越えるきっかけにすらなるのだと。『英国王のスピーチ』は、そんなことを教えてくれる、素晴らしい映画です。

「職場の仲間」だけでは危険です

「相談できる相手、友だちがいない」という人におすすめの方法はこのあと紹介しますが、まずは「友だち」と言われて「職場の人」が思い浮かんだ方に、アドバイスさせていただきます。

「職場の友だち」は、友だちから除外しておいたほうがよいかもしれません。

会社をクビになったり、転職した人は思いあたるはずです。毎日のように飲みに行き、日々語らい、「親友」と思っていた職場の仲間たちから、会社をやめた途端に、電話もメールも来なくなるおそろしい経験を。

あなたが本当に深い友情を職場の仲間と築いているのならば、それは素晴らしいことです。しかし、そういう友だちに、上司との人間関係がうまくいっていないことや、会社をやめようと思っていることを相談できるかというと、躊躇《ちゅうちょ》するでしょう。ほかの人の耳に入ったら大変と思うと、**職場の友だちだからこそ相談できないジレンマに陥るのです。**

職場の交友関係は間違いなく重要です。ただ、あなたの友だちが職場にしかいないと、何かあったとき、大変な目にあいます。

第三のコミュニティに友人を持つ

会社、職場以外のコミュニティに、友だちがどれだけいるかが重要です。

私は、「職場」や「学校」、あるいは「地域」でもないコミュニティを、「第三のコミュニティ」と呼んでいます。この「第三のコミュニティ」で知り合った友人がとても大切です。「趣味のサークル」や「習い事」などで知り合った友人。スポーツ同好会のチームメイト、居酒屋やバーでたまたま会う飲み仲間、あるいは、インターネットのコミュニティやオフ会で知り合ったネット仲間などです。

私の場合、20年以上交友が続いている親友は、大学の同級生が1人。あとは、趣味のサークルで知り合った仲間など、「第三のコミュニティ」の友人ばかりです。

第三のコミュニティで知り合った友人は、気兼ねせずに話ができるのが大きなメリットです。相手の仕事や会社を知らない場合も多く、インターネットで知り合った関係であれば、ハンドルネームで呼び合うので、相手の本名を知らない場合すらあります。それらの人間関係が薄いものかというと、決してそんなことはありません。

仮に会社のことを話しても、会社の上司にその内容が伝わることは絶対にないので、かえって気さくに、いろいろなことを相談できる、ということもあります。

友だちや仲間は、バラエティに富んでいたほうがいいのです。「会社だけ」とか「大学の同級生だけ」といった偏った交友関係では、あとでいろいろな意味で自由度が失われてしまいます。

今はミクシィやツイッター、フェイスブックなどを使えば、趣味、興味、出身地など共通点のある人と簡単に出会うことができます。活用して、仕事と一切関係ない友人をつくってみてください。

「孤独」にならない

「苦しい」状況に陥ると、「誰とも会いたくない」「1人でいたい」という気持ちが強まります。人と会うには、意外とエネルギーが必要です。「苦しい」状況に陥ると、そのエネルギーも乏しくなり、人と会いたくなくなってしまうのです。

人と会いたくないときに、無理に会うことはありません。相手に変な気を遣ってしまい、余計に疲れることもあるでしょう。しかし、「人と会いたくない」状態が長引いてしまうのは、好ましいことではありません。

いつの間にか「孤独」の状態に陥ってしまい、「苦しさ」を1人で背負い込んでしまうことになるからです。本来なら「話す」「相談する」ことによって解消できる「苦しさ」が、処理不能なレベルまで大きくなってしまうかもしれません。

孤独、そして孤立は、「苦しい」の増強因子です。この状態に陥ると、本来の「苦しさ」が何倍にも大きくなってきます。ですから、人と会いたくない「苦しい」状態でも、人とのつながりを意識する。友だちや仲間に弱音を吐く、話を聞いてもらう。そんな時間を大切にしてほしいと思います。

映画『サマーウォーズ』で、絶体絶命のピンチに陥った一家を、亡くなったおばあさんの残した手紙が救います。その手紙には、こう書かれていました。

「一番いけないのは、お腹が空いていることと、1人でいることだから」。

4

「笑う」そして「泣く」

笑顔になるから笑いが起こる

「楽しいから笑うのではない。笑うから楽しいのだ」

（心理学者ウィリアム・ジェームス）

人間、「苦しい」ときは「苦しい表情」になってしまいます。そこを、あえて「笑顔」にしてみましょう。不思議と明るい気分になってきます。これは気のせいではありません。「行動」が先か、「感情」が先か。心理学の実験で、「感情」よりも「行動」が先に生じていることがわかっています。

脳は、「楽しい」から「笑顔」をつくろうとするわけではなく、「笑顔」になったあとに、「楽しい」という感情が生じます。神経活動はそのような順番になっているのです。

試しに、笑顔をつくりながら、「俺は最低だ！」と叫んでみてください。非常に難しいはずです。言葉としては口に出せても、気分は「全然、最低じゃないじゃん」と明るい気持ちになっていることに気づくでしょう。

脳科学者の茂木健一郎氏は、「口角を上げて笑顔をつくるだけで、前頭葉を刺激して、思考がポジティブになる」と言っています。笑顔をつくると、気持ちが明るくなるだけでなく、考え方まで変わってしまうのです。

ですから、**苦しくても笑顔をつくれば、「苦しい」は緩和されます。逆に、苦しいときに苦しい表情をすれば、さらに気分は落ち込んでくるのです。**

「苦しい」状態のときでなくとも、普段から笑顔をつくる練習をしてみましょう。笑顔が多い人の周りに、人は集まってくるものです。いつも険しい表情をしていては、友だちや仲間もできません。

朝起きて、顔を洗うとき。鏡の前で、笑顔をつくってみましょう。楽しい気持ちで、1日をスタートできます。

笑顔をつくるのは、3秒あれば、どこでもできます。努力も必要ない。最も簡単にできる、「苦しい」を「楽しい」に変える方法の1つなのです。

悲しいときは泣けばいい

「泣くことを恐れるな。
涙は心の痛みを流し去ってくれるのだから」

（アメリカインディアン・ホピ族の格言）

「笑う」の反対は、「泣く」です。「泣く」ことでも、「苦しい」状態は取り除かれます。

東日本大震災で避難所生活を送る被災者へのメンタル面でのアドバイスとして、「本当に悲しいときは、あまり我慢せずに、泣いたほうがいい」というものがありました。感情を押し殺す。自分の感情を押しとどめようとすることで、ＰＴＳＤ（外傷後ストレス障害）になる率は高まるとされています。

真面目な日本人は「こんな大変なときだから、泣いてなんかいられない」「みんな頑張っているのに、泣くとは不謹慎だ」と、「悲しい」気持ち、「苦しい」思いを押し殺し、封じ込めようとしますが、そうするほどにストレスはたまっていくのです。

「泣く」のは、日本人的には「恥」とか、「恥ずかしい行為」とされるかもしれませんが、本当に泣きたいときは、涙を流して泣いてください。いつ、どこで泣くか、といったことをわきまえる必要はありますが、**時には弱音を吐いたり、涙を流すことは、ストレス発散に役立ちます。**

東邦大学教授の有田秀穂氏の研究で、涙を流して「泣く」ことによって、セロトニンが活性化することがわかりました。また、副交感神経が優位となり、ストレス発散の効果が、生理学的に確認されました。

逆に、泣きたいときに涙を我慢すると、アドレナリンが高い状態が続きます。アドレナリンが高いのは交感神経が優位の、ストレスがかかった状態です。涙を流して泣くとストレスが発散され、泣くのを我慢するとストレスがたまるのです（交感神経と副交感神経については第6章で詳しく説明しますが、ここでは「活動しているときと休んでいるときにそれぞれ働く自律神経」くらいに考えておいてください）。

映画が終わったあと、「やばい、もう少しで泣きそうだった」と言っている人を見かけます。

感動的な映画で、泣きそうでも涙を我慢するのは、ストレスをためることになります。わざわざお金を払って見ている映画でストレスをためてしまっては、本末転倒です。

泣きたいときは、泣いていい。本当に悲しいときや、感動したときは、涙を流して泣きましょう。感情を表に出してみましょう。スッキリとした気持ちになるはずです。

映画や本で、笑い、そして泣こう

笑ったり泣いたりするだけで、「苦しい」は取り除かれる。だとすれば、普段の生活のなかで、大いに笑ったり、大いに泣いたりすればいいわけですが、そんなシチュエーションは、日常生活では、そう多くはないはずです。

ですから私は、簡単に笑ったり、泣いたりする方法として、映画をおすすめします。もちろん演劇でも、ミュージカルでも、小説でも結構です。

映画のメリットとして、場面が非常にリアルで、誰でも感情移入がしやすいので感動しやすく、映画館でほかのお客さんが笑ったり、泣いたりしているなかであれば、自然に感情表出できることがあります。暗いので人の目を気にすることもありません。それでも人の目が気になる人は、家でＤＶＤを見ることもできます。

実は、**映画や演劇には、「癒し」の効果があります。**それを最初に指摘したのは、アリストテレスです。アリストテレスの著書『詩学』（岩波書店）のなかに、「カタルシス」という言葉が登場します。ギリシャ悲劇を見ることで、心のなかにたまっていた澱《おり》のような感情が解放され、気持ちが浄化される。この「魂の浄化」を彼は「カタルシス」と呼びました。

映画や演劇を見てスッキリとすることが、カタルシスです。まさに、感情表出による癒しを指した的確な言葉です。

映画や演劇を見る。そして、カタルシスによって癒される。「苦しい」を簡単に浄化する方法として、是非、活用したいですね。

「短期は損気」が正しい理由

「笑う」「泣く」など、感情を表出することで、「苦しい」は「楽しい」に変わる。では、「怒り」は、どうなのでしょう。ムッとしたとき、イラッとしたときは、我慢せず怒ったほうがいいのでしょうか?

答えは、「ノー」です。「怒り」は、3大ストレスホルモンの1つ、アドレナリンと直結した特別な感情で、「怒り」によって、アドレナリンがドカーンと分泌されるのです。

「怒る＝ストレスになる」なのです。怒れば怒るほど、ストレスは発散されているのではなく、たまっているのです。

先日、銀行に行ったら、「こんなことで待たせるなよ！」と、窓口の女性を怒鳴りつけている男性がいました。銀行員に何か不手際があったようですが、ほかの客にも聞こえるほど大声で怒鳴りつけることはないでしょう。

「怒り」とは相手を攻撃しているようで、実は自分を攻撃しているるというのはご存知ですか？　アドレナリンには心臓血管の活動を活発にする作用がありますが、運動しているわけでもないのにアドレナリンだけが分泌されると、血管に負担をかけます。さらに交感神経が優位になり、コーチゾールといったストレスホルモンも分泌されます。

怒りっぽい人、イライラしやすい人は、そうでない人と比べて、心筋梗塞のリスクが3倍以上も高くなるというデータもあります。怒れば怒るほど、自分の寿命を縮めることになるのです。ご注意ください。

最も簡単に「怒り」を鎮める方法とは？

怒らないほうがいい。そうはいっても、誰でもカッとなることはあるでしょう。わき上がる怒りをコントロールする簡単な方法、それは「深呼吸」です。

「怒り」の感情に突き動かされたとき、ゆっくり深呼吸を3回してください。1回を30秒以上かけて行うイメージです。そして深呼吸したあとに「バカヤロー！」と叫んでみてください。もう冷静になっているので、そんなことを叫びたいとも思わないはずです。

「怒り」の状態ではアドレナリンが分泌し、交感神経が優位になっていましたが、深呼吸によって副交感神経が優位になりますから、自律神経を介して「怒り」の感情を強制的に発散してくれるのです。

深呼吸の素晴らしいところは、どこでもできることです。仕事の最中、机に座っているとき、電車に乗っているときもできます。

場所と時間を選ばない副交感神経の活性法が深呼吸。怒りを取り除き、気分を落ち着かせる効果があります。

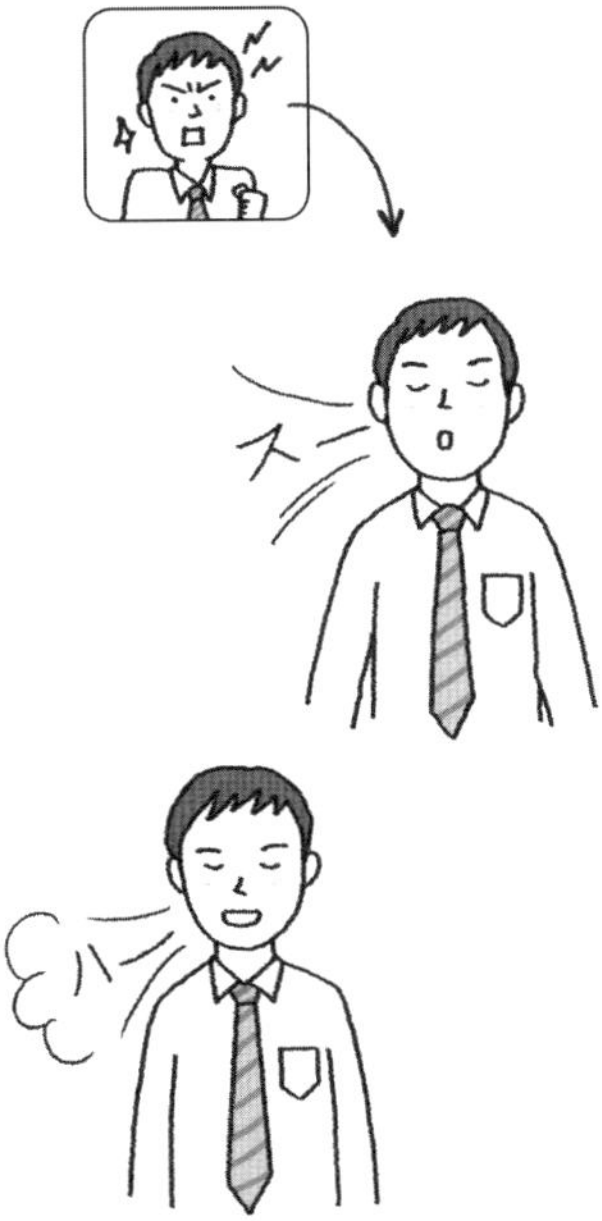

5 受け入れる

末期ガンでより長生きする方法は？

「あなたは末期ガンに侵されています。あと半年の命です」

突然、このように宣告されたら、あなたならどうしますか？

いろんな人に聞いたところ、だいたい2つの反応に分かれます。1つは、最先端のガン治療をしてくれる病院に行く、よい治療法がないかいろいろと調べる、西洋医学がダメなら、民間療法でも何でも、ありとあらゆる治療にチャレンジするなどして、徹底的にガンと闘うというもの。

もう1つは、「末期ガンになってしまったのだからしょうがない」と病気を受け入れる。残りの人生を大切に、やりたいことをして生きようとするもの。

末期ガン患者を対象に、ガンと徹底して闘った場合と、ガンと闘わずに受け入れた場合とで、どちらが長生きしたのかを調査した大規模な研究があります。その結果は、意外なことに**「ガンと闘った患者さん」よりも、「ガンと闘わない患者さん」のほうが長生きしていたのです。**

ストレスは闘うほど大きくなる

「闘う」ことは、大きなストレスになり、コーチゾールなどのストレスホルモンが分泌されます。コーチゾールは免疫抑制作用があり、ガン免疫も低下させます。また、ガン細胞と闘う主力部隊、ガン細胞の殺し屋とでも呼ぶべきＮＫ（ナチュラルキラー）細胞を殺す働きもあるのです。

近年のガン研究で、ガンの発症の原因の1つにストレスが関与していることが判明しています。それどころか、ガンの悪化や再発にも、ストレスは大きく関与しているのです。

取り除ける原因に対しては、短期間に徹底的に闘って取り除いてしまう方法が有効です。しかし、取り除けない原因と徹底的に闘うと、ストレスはより増大します。「苦しい」が増強し、より苦しくなってしまうのです。

ですから、**絶対に変えられないストレスに関しては、「闘う」のではなく、「受け入れる」**

のが、ある意味、究極の対処法と言えます。

どんなことでも、頑張ればなんとかなる。あきらめないで最後まで闘おう、と精神論をとなえたくなるのが日本人ですが、それは場合によっては「苦しい」を増やすだけで、まったく逆効果ということは、覚えておいて損はないでしょう。

「あきらめる」のはいいことだ

「あきらめる」という言葉を辞書で引くと、「思い切る。仕方がないと断念したり、悪い状態を受け入れたりする」（『広辞苑』）とあります。

確かに、「子どもの頃からの夢をあきらめる」のような、「できないからやめる」という意味の、ネガティブな言葉のイメージがあると思います。

しかし、「あきらめる」は元々仏教用語で、本来の意味は「明らめる＝明らかにする」です。「あきらめる」は、「できるかどうかを見極め、できないとわかったならやらない」という、「ポジティブな選択をする」行為なのです。

何事も「あきらめず」に「頑張る」ことを、私はおすすめしません。できないことを頑張り続けるのは、ストレスをためるだけだからです。「苦しい」思いをしてまで頑張らないほうがいいこともたくさんあります。「ガンと闘うのをあきらめて、受け入れる」人のほうが長生きするのは、本来の仏教の教えに従っているからなのかもしれません。

受け入れた人はものすごく強い

精神科の患者さんにも、ガン患者と同じことが言えます。精神疾患のほとんどは、長期的な療養が必要です。最低でも数カ月、長くて数年単位の治療になりますが、患者さんはそれを待てません。

「まだ治りません！」「どうやったら治るんですか？」「早く治してください！」と、治らないことに強い苛立ちを感じる人も、少なくありません。治療は順調なのに、本人は「100点」を治癒の目標イメージにしてしまっているために、「90点」では、まったく納得しません。「0点」や「5点」からスタートしているわけですから、「90点」になっただけで、客観的には「顕著な改善」なはずですが、「苦しい」の視野狭窄によって、本人は「まだ100点じゃない」という引き算の発想をしてしまいます。

そういう患者さんは、そのうち来なくなる（ほかの病院に行ってしまう）か、「今の薬は効かない」と、せっかく効果が出ている薬をやめてしまいます。結果として、振り出しに戻る。「0点」や「5点」の状態に逆戻りしてしまう方も、いらっしゃいます。

一方、通院を続けてよくなった患者さんは、だいたい同じことを言います。

「病気と一緒に生きていけばいいんですね」

病気と「闘う」のではなく、「受け入れる」姿勢へのチェンジです。受け入れられるようになった人は、非常に強いです。長期的な「鳥の目」で見られるようになったということ。ですから、多少、症状が悪化したとしても、ジタバタしません。

大騒ぎせず、一喜一憂しませんから、病院にもきちんと通院し、改善していきます。

病気は人生のパートナーと考えられるようになると、自分が病気であることのストレスは消失するのです。病気と闘おうとすればするほど、「病気であることのストレス」が、大きくのしかかってくるという矛盾。

病気を受け入れ、「一生、病気と共に生きていこう」という覚悟は、そう簡単にできるものではありませんが、そういう考え方ができるようになったことで病気を乗り越えた、真の意味で「治癒」した、と言えます。

これは、「病気」以外の避けがたい悩み事についても同じです。変えられないことと闘うのが最大のストレスですから、闘えば闘うほど状況は悪化していきます。
しかし、その「悩み」や「問題」を受け入れた人は、うそのように「苦しい」状況から解放されるのです。

「敵対心」は最大の敵

「受け入れる」とは、「闘うことをやめる」のと同じです。「腹をくくる」「ジタバタしない」と言ってもいいでしょう。

「受け入れる」と正反対の状態が「敵対する」です。**「敵対心」は、あなたを苦しくします。**敵対心が強いと、ストレスホルモンであるアドレナリンとコーチゾールが高くなるからです。

敵対心が強い、何事にも腹を立ててイライラする。ほかの人と自分を比較して、敵対心を燃やす。そうした人たちの25歳から50歳までの死亡率は、敵意を習慣的に持たない人と比べて4倍、ないしは5倍も高くなります。

敵意の強い人、よく他人を攻撃する人。そういう人は、人に「苦しい」をぶつけているようで、実は自分自身を、より「苦しい」状況へと追い込んでいるのです。ご注意ください。

海草になろう

病気を受け入れよう。あるいは、ストレスの原因を受け入れよう。口で言うのは簡単ですが、そうすんなりできるものではありません。ここは「ストレスを受け入れる」ではなく、「ストレスを受け流す」と考えてみては、どうでしょうか？

私はよく「海草になろう」と言っています。海でユラユラと揺れている海草です。海の水の流れや波の力は、想像以上に強いものです。しかし、海草はしっかりと海底に根を下ろし、成長しています。そのコツは、波の力を受け流すことです。樹木のように直立不動になってしまうと、波の力に勝てず、すぐに倒されてしまうでしょう。ユラユラしている海草は、まったく頑丈そうに見えませんが、実はそれが一番、足元を確実にする方法なのです。

「苦しい」状況やストレスになる環境は日常茶飯事。仕事や集団活動で「苦しい」があるのは、当然のことなのです。いちいち真に受け、ストレスと対決し、闘えば闘うほど、ストレスは大きくなってしまいます。

海草のように生きることができれば、「苦しい」の大部分は受け流されて、どんどん「楽」になっていくでしょう。

6 「やめる」「逃げる」

「逃げる」は「敗北」ではない

中国の兵法書「兵法三十六計」。兵法における戦術が6段階の36通りに分けて、まとめられているものです。そのなかの36番目、最後に書かれている究極の戦略が「逃げるに如かず」です。

ありとあらゆる計略を使っても勝ち目がない場合は、「逃げる」ことで態勢を立て直し、再戦を期する。有名な「孫子の兵法」にも、同じことが書かれています。

「逃げる」とは、決して「敗北」ではありません。「最終的に勝利する」ための過程にすぎないのです。

日本人は「逃げる」ことが苦手です。太平洋戦争で、強大な軍事力と物資力を誇るアメリカ軍を前に、「逃げる」のは潔くない、と南方に残された日本兵は「玉砕」を命じられました。逃げないで最後まで立ち向かうのが、正しいとは限らないことは、この例を引くまでもなく、おわかりのはずです。

ここまで、「苦しい」がなくなる方法をいろいろお伝えしてきましたが、それでもどうにもならない場合は、「逃げる」という戦略に行きつきます。会社のストレスがどうしようもない場合は、「会社をやめる」ことが、「逃げる」ことです。

ストレスに押しつぶされて身体を壊したり、ガンになったり、うつ病にかかるくらいなら、逃げてしまえばよいのです。身体や心の健康を失ってしまっては、ふつうに生活することすらままならなくなるかもしれません。それは、「玉砕」と同じではないでしょうか？

お笑いコンビTKO、成功の秘密とは？

お笑いコンビの「ＴＫＯ」はご存知ですか？　木下隆行さんと木本武宏さんのコンビ。木下さんの笑福亭鶴瓶さんのモノマネが有名ですね。今でこそ、お笑い番組やバラエティに引っ張りだこの2人ですが、過去4回、東京進出に失敗しています。同じ松竹芸能所属の「オセロ」「ますだおかだ」「安田大サーカス」など、後輩たちが次々に東京で成功し、大変ミジメな思いをしたそうです。そんな折、彼らは２００８年、5回目の東京進出に挑戦します。当時2人の年齢は、36歳と37歳。お笑い芸人としては、かなりの年齢。もう、あとがありません。

そのとき2人は、「1年だけ頑張って、売れなければやめよう！」と決意したそうです。そして、1年間、全力投球しました。死に物狂いで頑張りました。その結果としての、大ブレイク！

このエピソードを聞いて、私は彼らのブレイクの秘密に気づきました。「1年だけ頑張って、売れなければやめよう！」という状態にまで自らを追い込んだこと。「やめる」という選択肢を念頭に置いた瞬間に、人の脳は「背水の陣」モードに切り替わるのです。

やめれば、暗いトンネルを一気に抜けられる

「やめる」と決意することと、実際に「やめる」ことの間には大きな隔たりがあります。ここで言いたいのは、「すぐやめなさい」ではありません。**まず「やめる」という選択肢を考慮してみよう、**ということです。実際にやめるかどうかは、次の話です。

「苦しい」状態にいる人は、「抜けないトンネル」感に支配されています。「苦しい」状況は永久に続くのではないか……という、不安と恐怖です。あなたが今の仕事で、非常に苦しい思いをしていたとしても、辞表を出して会社をやめれば、その苦しみからは、解放さ

れます。主導権は、辞表を出すあなた自身にあるのです。

多くの人は、どんなに苦しくても、「会社をやめる」という選択肢を、考えないものです。仕事をやめると、ご飯が食べられなくなる。家族も養っていけない。だから、仕事は絶対にやめられない……と。しかし、それでは後戻りすることも、離脱することもできない。だから、強烈な「抜けないトンネル」感に支配されてしまいます。その思いが、今の苦しさを何倍にも増幅するのです。

そこで、「会社をやめる」という選択肢を、念頭に置いてみます。「本当に苦しい、もうこれ以上無理だと思ったら、辞表を出そう！」と。そう思った瞬間に、「苦しい」に終止符を打つことができると気づくのです。そして、「抜けないトンネル」感は消失し、うそのように「楽」になります。

「やめる」瞬間に起きる、ビジョンの変化を感じよう

「こんな会社なんかいたくない！」「こんな会社、もうやめたい！」

そう思っている人は、今の会社の悪いところ探しをします。給料が安い、残業手当も出ない、長時間勤務、課長の性格が悪い。自分がやりたい仕事ではなかった。などなど。

しかし、**いったん会社を「やめよう」と思った瞬間に、見え方が正反対になります。**会社をやめることで失うものが見えてくるのです。「月収20万円は安いが、やめたら0円になってしまう」「上司は大嫌いだが、親身になってくれる同僚は何人もいた。彼らと別れるのは忍びない」「海外出張に行けたのはよかったな」「通勤しやすい場所で便利だった。次の会社では、そうはいかないだろう」「会社近くの定食屋がおいしかったな」などなど。「やめる」と決めることで、「悪いところ探し」のビジョンから、「よいところ探し」にビジョンが変化するのです。

交際していた彼女（彼）から別れ話を突きつけられたとします。つきあっていたときは、いつも喧嘩ばかり。実際に「別れる」話が現実化した瞬間に、うまくいっていた頃の思い出がよみがえったり、相手の長所が目に入ってきた経験はありませんか？　これも同じことです。

人間、対象との距離が近すぎると「短所」や「欠点」ばかりが目に入ります。対象との距離が少し離れると、「長所」や「いいところ」が目に入るようになります。つまり、少し距離を置いてみることで、状況を客観的に見られる「鳥の目」になるのです。

第6章

究極の「苦しい」解消法

今まで、いろいろな「苦しい」が「楽しい」に変わる方法を説いてきました。

最後に、究極の「苦しい」解消法をお伝えします。

これは、どのような原因に対しても効果的な方法であり、また、今までお伝えしてきた方法の基礎となるものです。

この方法を最大限活用するために必要なことを、説いていきます。

1 睡眠

勝手に「苦しい」が消えていく、自然治癒力を引き出す究極の方法

私たちの身体には「自然治癒力」が備わっています。多少のストレスがかかっても、自分の力で自然に回復できるようになっているのです。ただし、**その自然治癒力を発揮するために最低限の条件があります。「睡眠」「運動」「休息」の3つがきちんととれていることです。**この条件さえ整えれば、多少のストレスがかかっても、自然に回復し、心や身体を壊すことはありません。

ただ気をつけるべきは、仕事が忙しい、残業で帰宅時間が遅くなるなどで、「休息」がとれない、「運動」する暇がない、「睡眠」時間が短くなるなどして、自然治癒力を発揮できない状況に陥ることです。

たとえば、睡眠時間が4時間しかとれない。そんな状況では、心と身体の疲れは回復しないので、この本に書かれた「苦しい」が「楽しい」に変わる方法をどれだけ行っても、「苦

しい」状況から脱出することは不可能、と言わざるを得ません。
以下、「睡眠」「運動」「休息」の重要性を理解し、あなたがどれだけ忙しくても、優先的に確保しなければならないものとして、肝に銘じていただきたいと思います。

「睡眠」は、心の健康指標

「よく眠れていますか?」

この簡単な質問で、あなたのメンタルの健康度が瞬時にわかります。**「ぐっすり眠れています」「毎朝スッキリと目覚めます」という方は、心配ありません。**

「なかなか眠れません」「眠りが浅くぐっすりとはいきません」「時間的には寝ているのに、疲れがとれません」という方は、要注意です。

ほとんどの精神疾患で、状態が悪化すると「睡眠障害」が起こってきます。精神科で見られる、最も多い症状と言ってもいいでしょう。逆に、病状が改善すると、睡眠障害も改善していくのです。メンタル疾患の病状の悪化、改善の指標として、「睡眠」は、特に重要な意味を持ちます。

「ぐっすり眠れるが、精神的に非常に調子が悪い」という人は、滅多にいません。睡眠障害は、「うつ病」ではほとんどのケースに見られ、病気の初期から見られますから、病気の早期発見の指標としても重要です。

厚生労働省が20歳以上の男女約2万5000人を対象に行った、うつと睡眠の関係に関する調査があります。睡眠時間ごとのうつ状態の割合を比較したところ、「7時間以上8時間未満」の人たちが、「うつ状態」の割合が最も低かった。

一方で5時間未満の人では47・9%、10時間以上の人では50・2%がうつ状態となり、睡眠不足、あるいは長時間の睡眠の人に、極めて高い確率でうつ状態が見られることがわかったのです。

「最近眠れなくなってきた」と思ったら、ストレスがかかり、心と身体のバランスが崩れ始めている徴候と言えるわけです。

睡眠不足は、「心の赤信号」です。精神的な健康状態を示す指標でもあり、精神的な不調の「原因」であり、「結果」でもあります。

睡眠不足によってストレスは増加します。逆に、私たちの「苦しい」を減らす最も簡単な方法は、十分な睡眠をとること、と言えるでしょう。

過労死の原因は睡眠不足

「過労死」とは、残業や休日出勤など、休む暇がないほど忙しく働いていた人が、ある日突然、心筋梗塞や脳卒中で亡くなることです。過労死の原因は疲れがたまってと思われがちですが、そうではありません。

ある研究によると、過労死の原因となる心筋梗塞、脳卒中などの発生率は、仕事の量や大変さと比例するのではなく、「睡眠時間の短さ」と相関していたのです。

週40時間勤務で残業がない人の平均睡眠は7・3時間。一方、残業時間が1カ月に80時間、つまり1日あたり3・5時間残業をする人は、睡眠時間が平均6時間に減ります。さらに、残業時間が1カ月に100時間、つまり1日あたり4・5時間になると、睡眠時間は5時間しかなくなるそうです。

100万人以上を対象に行われた、睡眠時間と死亡率について調べた大規模調査によると、1日6・5〜7・5時間の睡眠をとっている人が最も死亡率が低く、それより睡眠時間が短くても、長くても死亡率が高まることがわかりました。

また、毎日の睡眠時間が6時間未満の人は、6〜8時間の睡眠をとっている人に比べて若くして亡くなっている人が12％も多いことが判明しました。

睡眠不足は、命を削るのです。人間の身体は睡眠中に、副交感神経が優位になって、全身の臓器や細胞が「修復」されます。この「修復」がないと、いろいろな病気になってしまいます。睡眠時間が十分にとれないと、睡眠中の「修復」が不十分となって、心血管系疾患のリスクが大きく高まるのです。

逆に言えば、**かなりハードに仕事をしていても、睡眠さえきちんととれていれば、心も身体も健康でいられるということ。**バリバリ仕事をするためには、「質の高い十分な時間の睡眠」が不可欠なのです。

ちなみに、睡眠時間が長い人の死亡率が高まるのは、「運動不足」が原因と考えられています。睡眠時間が長いと、横になっている時間が長くなり、日中の活動時間が減ります。睡眠時間は短すぎても、長すぎてもよくないのです。

人の適切な睡眠時間は〇〇時間

睡眠時間は、短すぎても長すぎてもいけない。では何時間が適切なのでしょうか？

日本人の平均睡眠時間は、7時間23分です。

先のうつ状態や死亡率と睡眠時間の関係を調べた研究の結果、あるいはそのほかの研究結果を考慮すると、7～8時間が、健康的な睡眠時間と考えられます。

ただし、睡眠には個人差がありますから、適切な睡眠時間は一概には決められません。

また、睡眠は「量（睡眠時間）」だけではなく、「質（睡眠の深さ）」も重要です。そこで、**何時間眠ったかよりも、「熟眠感」のほうが、適切な睡眠がとれているかの目安となります。**

「熟眠感」とは、朝起きたときに、「ああぐっすり眠った」「気持ちよく眠れた」という感覚。朝起きたときに、「疲れもとれたし、今日も1日頑張ろう！」と、清々しい気持ちで言える状態であれば、睡眠時間に気をとられる必要はないのです。

よく患者さんで、「4時間しか眠れません」という方がいます。「朝起きたときの気分はどうですか？」と質問すると、「スッキリと目覚めている」そうです。睡眠時間が短くても、熟眠感があり身体の疲れもとれているのなら、睡眠の目的は十分に達成されているのです。

そういう方は睡眠障害ではありませんから、4時間睡眠でも、睡眠薬を飲む必要はまったくありません。

一方で、8時間睡眠でも、「もっと寝ていたい」「仕事に行きたくない」という状態であれば、睡眠で疲労が回復していないことになります。睡眠の質、あるいは量（時間）に問題がある可能性が高いでしょう。

ぐっすり眠れているかどうか、そこに注意していただきたいと思います。

メラトニン分泌で完全回復～「快適な眠り」を与えてくれる7つの習慣

人がぐっすりと眠り、疲れを回復するためには、「メラトニン」という脳内物質の分泌が不可欠です。

「睡眠物質」「眠りを誘うホルモン」とも呼ばれるメラトニンが分泌されると、眠気をもよおし、ぐっすり眠ることができます。また、メラトニンは老化防止効果や抗腫瘍効果を持つ細胞修復物質でもありますから、メラトニンが分泌されて深い睡眠をとると病気にならない。健康のためにも不可欠なものです。

メラトニンの分泌を促進するために、何をすればいいのでしょうか?「快適な眠りを得るための7つの習慣」について、簡単にまとめて紹介したいと思います。

習慣1　部屋を真っ暗にして眠る

メラトニンは、光を嫌います。寝ている間に網膜から光が入ると、それだけでメラトニン分泌は抑制されてしまいます。ですから、寝室の豆電球は必ず消して寝てください。できるだけ真っ暗な部屋で眠ることで、メラトニンの分泌が促されます。

習慣2　入眠前に薄暗い部屋でリラックスする

メラトニンの分泌は、夕方くらいから増え始めて、入眠前には既にかなり活発になっています。ですから、入眠前の時間の過ごし方が、メラトニン分泌に影響を与えます。明るい部屋で夜の時間を過ごすのはダメです。照明を少し落とした状態、あるいは間接照明の部屋で入眠前の1～2時間を過ごすと、メラトニンの分泌は高まります。

習慣3　入眠前に蛍光灯の光を浴びない

あなたの寝室の電気や読書灯は、「蛍光灯」になっていませんか？　入眠前の数時間に青色灯（蛍光灯・昼光色）の光を浴びると、身体は昼間と勘違いして、メラトニン分泌が抑制されてしまいます。ですから、寝室の電気は必ず、赤色灯（電球）にする。また、夜の時間を過ごすリビングの電気も赤色灯（電球）にしておくとよいでしょう。

会社の電気はたいてい蛍光灯ですから、遅くまでの残業はメラトニン分泌を抑制します。

習慣4　深夜のコンビニで立ち読みしない

深夜のコンビニに行くと、たくさんの若者が雑誌スタンドの前で立ち読みをしています。コンビニの照明はたいてい蛍光灯で、800～1800ルクスと非常に明るい光です。入眠前の数時間を「蛍光灯の光を浴びない」と「明るい部屋で過ごさない」のダブルで違反していますので、メラトニン分泌が強く抑制されます。

習慣5　入眠前にゲームやパソコンをしない

仕事が終わって帰宅してから、寝るまでの時間の過ごし方。テレビゲームをしたり、パソコンをしたりして過ごす人は多いと思います。しかし、夜間、コンピューターのディスプレイを長時間見つめると、メラトニン分泌が抑制されます。

習慣6　日中のセロトニンの活性化

メラトニンの原料となる物質は、「セロトニン」です。日中にしっかりとセロトニンが分泌されると、それを原料として、夕方から夜にかけてメラトニンがつくられます。ですから、セロトニンをきちんと分泌させることが、熟睡のためには必要となります。

セロトニンの分泌を高める方法は、「リズム運動（30分以下）」「咀嚼《そしゃく》（きちんと噛んでご飯を食べる）」「太陽の光を浴びる」の３つです。

習慣7　朝、太陽の光を浴びる

朝起きて、太陽の光を浴びた15時間後にメラトニン分泌がスタートします。朝日をしっかりと浴びることが、メラトニン分泌スタートのタイマーをオンにするのです。午前中、1歩も外に出ないとか、家のなかでダラダラと過ごしているような人は、夜、眠れなくなるということです。

知らないうちに、睡眠を妨げる習慣をしていた人も多いはず。７つの習慣をきちんと守ることで、メラトニンがしっかり分泌されて、自然に深い睡眠に入れるようになりますので、是非、実践してみてください。

一晩「眠る」だけで、どんな苦しみもリセットされる

日々の睡眠が、心と身体の健康を支える。もう1つ、睡眠の大きな効用があります。

仕事で何か大きな失敗をしてこっぴどく叱られた、あるいは、長年つきあっていた彼（彼女）と別れることになったなど、心が傷つく、大きなショックを受けるような出来事があった場合、あなたは、どうしますか？

「お酒を飲む」という人も多いでしょうが、大きな心の傷を最も簡単に癒す方法が、「睡眠」です。失恋して落ち込んでいた女性が、一晩たつと別人のようにスッキリとした表情で「あんな男と別れてよかった」と、割り切った気持ちに切り替わっている、なんてことがあります。これは、間違いなく睡眠の効果です。

睡眠には、身体を休め、体力を回復する効果のほかに、もう1つ重要な役割があります。それは、記憶と感情の整理です。

ぐっすりと眠れば、前日の出来事を、客観的に見られるようになります。

睡眠で視野狭窄を脱することができるので、一晩で「苦しい」状況が変わるのです。ですから、何か大きなショックを受けたとき、それについていつまでもあれこれ考え悩むのは、かえって落ち込むだけです。さっさと寝てしまう。一晩たつと、冷静になり、「大した問題ではなかった」と思えるようになるのです。

「睡眠」は、ストレスに対する特効薬なのです。

2 運動

実年齢より20歳若い「美魔女」の正体とは？

「美魔女」という言葉を聞いたことがありますか？　実際の年齢よりも10歳、あるいは20歳以上も若く見える女性のことです。50代なのに40代、30代と間違われる。すべての女性は、「美魔女」に憧れると思います。

アンチエイジングの専門医、上符《うわぶ》正志氏が美魔女数十人を対象に詳しい調査を行った結果、美魔女には、ある共通点が見られました。

太腿に筋肉がしっかりとついていること。太腿の筋肉量と見かけ年齢が、ほぼ比例するのです。

それは、成長ホルモンがきちんと分泌されていることの証です。太腿の筋肉量は運動の量に比例します。つまり、きちんと運動をしている女性は、いつまでたっても老けない、ということがわかったのです。

運動で「成長ホルモン」が出る

「成長ホルモン」が子どもの成長に重要と知っている人は多いと思いますが、成長ホルモンは大人にも、特に中高年には非常に重要です。成長ホルモンは細胞の活性を高め、新陳代謝を活発にします。また、筋肉をつくり、骨を丈夫にします。

さらに、脂肪を分解する働きもありますから、成長ホルモンが分泌されている人は、いつまでも若々しいのです。

20歳頃までは、何もしなくても活発に分泌されていた成長ホルモンは、年齢とともに分泌が悪くなっていきます。20代半ばで、ピーク時の10分の1程度に減ってしまいます。加齢と共に成長ホルモンが不足し、老化しやすくなるのです。

成長ホルモンを分泌させる簡単な方法が、「運動」と「睡眠」です。定期的にしっかりとしたエクササイズをすることで、成長ホルモンが分泌され、身体の健康が維持されます。反対に「運動不足」は、多くの疾患の危険因子となり、あなたの健康を蝕む大きな原因となります。

成長ホルモンが最も分泌されるのは睡眠中です。「寝る子は育つ」は医学的にも正しいと言えます。入眠後約70分のノンレム睡眠で分泌のピークを迎えるといわれています。

ノンレム睡眠はその深さによって4段階に分かれますが、ステージ3や4という、より深い睡眠の状態で、成長ホルモンはたくさん分泌されます。ウトウト程度の浅い睡眠では成長ホルモンはあまり出ません。深い睡眠をとることが、成長ホルモンを分泌させるうえで重要です。

震災後のストレスが、運動で緩和された！

「運動」は身体の健康に不可欠ですが、心の健康にも非常に重要な意味を持ちます。

2011年3月11日に起きた東日本大震災。テレビから流れる悲惨な映像や、原発などへの不安から、多くの人が並々ならぬストレスを受けたと思います。私もストレスで仕事も手につかない状態が何日も続き、甘いものが食べたくなり、体重が2キロ増えてしまいました。

自分の力ではどうにもできない「変えられないストレス」に悩まされてしまったのです。「このままではいけない」と思い、ジムにトレーニングに行きました。すると、重苦しかった気分が、一気に軽くなったのです。たまりにたまっていたストレスが、うそのように消失しました。

「運動は、最高のストレス発散法だ」と強く実感した瞬間です。

身体を動かすだけでストレスは発散する。ストレスを抱えている状態の方は、運動する余裕がないかもしれませんが、そういう状態だからこそ、余計に、運動する時間を確保し、しっかりと身体を動かさないといけないのです。

運動は、ストレスへの耐性を高める

ストレス研究で有名な生理学者ハンス・セリエの興味深い実験があります。10匹のラットに「痛み」「雑音」「ショック」「閃光」などのストレスを繰り返し与えると、これらのラットは1カ月たたずに、すべて死んでしまいました。

次に同種のラットを、事前に運動させてコンディションを上げてから、同じストレスを与えたところ、1カ月たっても1匹も死ななかったのです。この実験から、「運動」がストレスへの耐性を高める、ということがわかります。

また、うつ病の治療として最近、運動療法が注目されています。デューク大学の、うつ病に対する運動療法と薬物療法を比較した研究では、運動療法に薬物療法と同程度の効果があると認められました。また、薬物療法のあとにうつ病を再発した人は38％だったのに対し、運動療法をした人の再発率はわずか8％でした。

アメリカでうつ病治療の重要な指針として使われている、米国精神医学会のうつ病の治療ガイドラインが、2010年に改訂された際、「運動療法」（有酸素運動と筋肉トレーニング）が、うつ病治療の1つに加えられました。

運動のうつ病に対する有効性を、世界トップの学会が認めたのです。

運動は、セロトニン、ドーパミン、ノルアドレナリンという主要な脳内物質の放出を調整します。また、運動は、うつ病で減少しているBDNF（脳由来神経栄養因子）という、脳細胞の維持に欠かせないタンパク質を増加させます。

運動によってアルツハイマー病のリスクを60％減じた、ある小学校で体育の授業数を増やしたところ児童の学力がアップしたなど、運動が脳を活性化するデータは山ほどあります。

運動は脳を活性化し、ストレス耐性を高め、さらにうつ病などストレスに蝕まれた状態からの回復をも助けるのです。

健康のために必要な運動時間は？

運動の重要性を説きました。では、どんな運動をどれくらいするのがよいのでしょうか？

いろいろな専門家がさまざまな数字を出していますが、平均して「1回1時間以上の有酸素運動を週2回以上する」ことが推奨されています。

有酸素運動とは、わかりやすく言えば、酸素を取り込む、すなわち呼吸しながら行う運動のこと。代表的な有酸素運動にウォーキング、ランニング、自転車こぎ、水泳、エアロビクスダンスなどがあります。

それに対し無酸素運動とは、ダッシュなどの短距離走や筋肉トレーニングなどです。

1時間は目安で、気持ちよい汗が流れるくらいがちょうどよい運動量です。運動が身体によいといっても、1日何時間もハードな運動をする必要はありません。

それよりも、**1回1時間以上の有酸素運動を、週に数回、何年も継続的に続けることのほうが大切です。**

運動は、睡眠を深くする

私は加圧トレーニング以外に週1回、エアロビクスダンスをやっています。始めたその日から驚くべき変化が現れました。眠りが非常に深くなり、ぐっすりと眠れるようになったのです。

不眠に悩まされていたわけではありませんが、明らかに睡眠は深くなり、朝の目覚めも実にスッキリとしたものになったのです。エアロビクスをしたその晩に限らず、その後も何日もぐっすりと眠れる日が続きました。「運動は睡眠を深める」ことを、知識としては知ってはいましたが、ここまで深くなるとは、自分としても再発見の体験です。

精神科には「眠れない」と訴える患者さんがたくさん来ます。精神科で診る最も多い症状が「不眠」と言ってもいいでしょう。そして、**不眠の患者さんのほとんどに見られる共通点、それは、運動不足です。**

特に、お年寄りの不眠症の最大の原因は運動不足です。外出することもない室内での生活。特に運動もしない。そんな状態では疲れませんから、長時間の睡眠を身体は要求しません。必要がないから、睡眠は短くなり、深くならないのです。

ですから「寝つきが悪い」「ぐっすりと眠れない」「眠りが浅い」という方は、ぜひ、1週間に2回、1時間以上の有酸素運動をしてみてください。

3 休養

寝ているのに疲れがとれない理由は？

「7時間寝ているのに疲れがとれない」という方が時々いらっしゃいます。前述の運動不足以外に、原因がもう1つ考えられます。

寝る前の時間の過ごし方が間違っているということです。仕事モードは、興奮モードです。心と身体が、非常にホットな状態になっている。その状態で帰宅して、すぐに布団に入っても、「眠り」の準備状態にはなっていません。

したがって、眠っているのに睡眠が深まらず、身体も休まらない。結果として、「疲れがとれない」ということになるのです。

よい眠りのためにも、よい休養が必要です。

よい休養のとり方を、お話ししていきます。

昼働いたら夜は休もう

夜遅くまで残業し、家に着くと12時頃。それから風呂に入り、ご飯を食べて、あとはもう寝るだけ。疲れもピーク。

実はこんな眠り方が、最も疲れがとれない休息のパターンなのです。

149ページでも簡単に触れましたが、内蔵の機能を支配する2つの自律神経が、「交感神経」と「副交感神経」です。状況に応じて交感神経が優位になったり、副交感神経優位の状態に変わっていきます。

交感神経は「昼の神経」とも呼ばれ、活動的なとき活発になっています。

それに対し副交感神経は「夜の神経」。身体を緊張からときほぐし、休息、リラックスさせるよう働く神経です

私たちの身体は、昼は戦闘モードとでも言うべき、交感神経が優位の状態になっています。そして、夜は副交感神経が優位の状態に切り替わります。1、2時間ほど前はバリバリと仕事をして、交感神経が大活躍していた状態。それを切り替えようとしても、すぐには副交感神経優位とはならないのです。交感神経が優位な状態は「ホット」な状態。副交感神経優位な状態は「クール」な状態です。クールダウンしないといけません。

そのためには、2時間程度、心と身体を安らかにして過ごすための、リラックスタイムが必要なのです。

最強の修理屋さん、副交感神経

夜間、高速道路を走っていると、片側一車線を閉鎖して、道路工事をしている場面をよく見かけます。昼間はすごい交通量でビュンビュン車が走っている高速道路ですが、夜間は傷んだ路面を補修、修理する作業が行われているのです。

これと同じことが、身体のなかでも起きています。**夜間の修理部隊として活躍するのが、「副交感神経」なのです。**交感神経は、脈拍や体温を上げ、発汗などを行い、身体が運動に適した状態、「活動モード」に持っていく働きをします。

副交感神経は、反対に脈拍、体温を下げ、発汗を抑える働きがあります。各臓器の働きを下げ、身体を「休息モード」にするのです。副交感神経が優位になると、免疫系の働きが高まり、細胞修復などが活発に行われます。**交感神経は身体のアクセルであり、副交感神経は身体のブレーキと言えます。**

交感神経優位の状態で布団に入るのは、アクセルを踏みながら同時にブレーキを踏むようなものです。車は制御不能な危険な状態に陥るでしょう。

夜休まないとガンになる！

人間の身体には、ガン細胞が存在します。細胞の遺伝情報の転写ミスや、細胞分裂のエラーによって、健康な身体でも1日に約5000個ものガン細胞が生まれている、とされています。

それでも、なぜほとんどの人はガンにならないのでしょうか？　ガン細胞の「殺し屋」が、生まれたばかりのガン細胞を、増殖しないうちに殺しているからです。

ガン細胞の「殺し屋」として有名なのが、155ページでも触れたNK細胞（ナチュラルキラー細胞）で、この細胞を活性化させるのが副交感神経です。副交感神経が活性化する夜間にNK細胞も活性化し、生まれたガン細胞を殺しています。

「ガン」という病気は、ガン細胞が増殖して大きくなった状態ですから、ざっくり言えば、副交感神経が活躍しないと細胞が大きくなってガンになります。

働き盛りの課長に、ある日突然、ガンが見つかった、といった話を聞いたことがないでしょうか？　睡眠不足や寝る前の休息時間をとれないなどで、副交感神経が活躍できない状態にある。そんな生活習慣が大きな原因だと思います。
私たちの心と身体の「健康」を維持するためには、「副交感神経」の働きが欠かせないのです。

睡眠中に副交感神経が活躍できるかどうかは、寝る前数時間の過ごし方にかかっています。しかし、現代の日本人は、副交感神経の働きを妨げるような、病気を呼び寄せる生活習慣を、知らず知らずのうちにやっているのです。

寝る前はゲーム、ホラー映画がよくない理由

交感神経が優位な状態だと、脈拍が速くなります。副交感神経が優位であれば、脈拍は低下します。

つまり、心臓がドキドキしているような状態は、交感神経が優位な状態です。寝る前に副交感神経を優位にするとは、寝る前に心臓がドキドキするようなことはしないということです。**テレビゲームや、アクションやホラーなど刺激の強い映画、筋トレなどの激しい運動はNGです。**

帰宅後のゆとりの時間を、テレビや映画などの視覚系娯楽で過ごす人は多いと思います

が、寝る直前までゲームをすることは、副交感神経の働きを妨げることになります。

視覚情報の処理に、人間の脳はそのスペックの50％を費やしている、といわれています。長時間テレビやゲームの画面を見続ける行為は、脳の神経を興奮させることになり、脳をリラックスとはまったく反対の状態に置いているのです。

私たちは、日中、パソコンの画面に向かい、資料を読み、文章を書くなど、「視覚」を駆使して、仕事をしています。家に帰ってからも、ゲームやテレビの視覚刺激で興奮させ続けていては、脳は疲れるばかりです。休息のためのはずのゲームやテレビが、まったく休息になっていないことになります。

よい夜の過ごし方とは？

副交感神経の働きを妨げることをお伝えしました。次に、どんなことをすると副交感神経が優位になるのか、基本的な方法を４つ紹介します。

1. 入浴

お風呂に入ると「癒されたなあ」という気持ちになるでしょう。入浴で1日の疲れがとれます。また、入浴には筋弛緩作用（筋肉をほぐす作用）があるので、睡眠中の筋肉の回復も促進します。

入浴は疲労回復、ストレス発散に非常に効果的です。ただし、副交感神経を優位にするためには、お湯の温度が大切です。

お湯の温度が40度を超えると交感神経が優位になり、40度未満だと、副交感神経優位になります。どうしても熱い風呂が好きという方は、入浴を寝る2時間以上前に済ませておきましょう。

2. ストレッチなどの軽い運動

筋肉をほぐすことで、やはり副交感神経が優位になります。ヨガのような動きの少ない体操もよいでしょう。ただし、腹筋50回のような激しい筋トレ、ランニングのような心臓がドキドキする、息が切れる運動は、交感神経を優位にしてしまうので、寝る直前にしないようご注意ください。

3. ゆったり「休む」

副交感神経と関連する気分は「ゆったり」「のんびり」「リラックス」「癒された」「落ち着き」「平穏」「静けさ」などです。一方で交感神経と関係する気分は「怒り」「不安」「恐怖」「興奮」「イライラ」「カリカリ」「ドキドキ」などです。

つまり、家でソファーに横たわって身体はゆったりと休んでいても、頭のなかが「遅くまで残業させやがって、課長のバカヤロー!」と「怒り」で満たされていたり、「明日の納期までに間に合うかな。心配でしょうがない」と「不安」で満たされていては、交感神経優位の状態になってしまい、副交感神経優位になれない、ということです。

身体がリラックスすると同時に、心もリラックスしないといけないのです。そのためには、帰宅したら仕事のことは一切考えないことが大事。

自然治癒力が十分に引き出されれば、疲れもストレスも翌日の朝にはリセットされ、100％エネルギー・チャージされた状態で出勤できるのです。

自然治癒力か発揮されないと、朝から「お疲れモード」のまま出勤しなければならない。もちろん、そんな状態で、バリバリ働くことはできないでしょう。

会社で終わらなかった仕事を、家に持って帰ってする、という人もいるかもしれませんが、これはよくない習慣です。リラックスの場であるはずの家なのに、身体のみならず頭のなかまでが「仕事モード」のままになってしまいますから、副交感神経が活躍できるはずがありません。

休むべきときは休む。家に帰ったら、身体も心も「休む」ことを意識する。そうすれば回復が加速し、翌日の仕事の効率をアップさせることができるのです。

4. 深呼吸、腹式呼吸

「風呂に入ってのんびりするなんて、終電間際まで残業の自分にはまったく無理」という方もいらっしゃるでしょう。

もっと瞬間的に、副交感神経を優位にする方法はないのか……あります。

152ページの「怒りをコントロールする方法」でも紹介した、深呼吸（腹式呼吸）です。寝る直前まで仕事をしていたという場合は、3分でよいので、ゆっくり深呼吸をしてください。仕事モード、活動モードの心と身体が、すぐに副交感神経優位へと傾いてきます。

仕事は大事ですが、仕事は健康でこそできるもの。入眠前の2時間。「ゆったり」「のんびり」を意識した「休息」を確保していただきたいと思います。

睡眠、運動、休息は三位一体

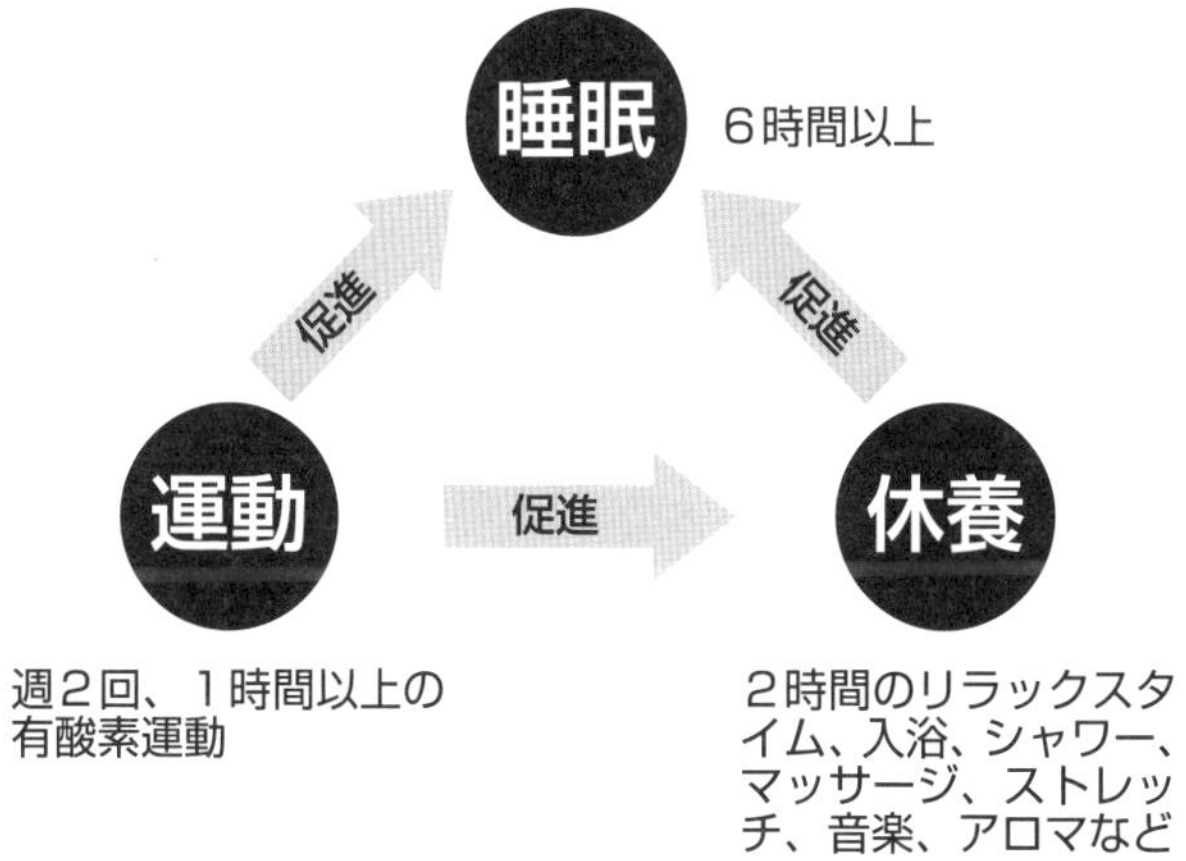

三位一体で真の健康を手に入れよう

〝「苦しい」が「楽しい」に変わる方法〟の講習会を開催したときのことです。50人ほどお集まりいただいた受講生の方に「1日6時間以上の睡眠」「週2回、1時間以上の有酸素運動」「毎日2時間のゆとりの時間」この3つすべてができている人が何人いるのか尋ねました。手を挙げたのは、わずか2人でした。

「睡眠、運動、休息をきちんととることが大事」

頭ではわかっていても、実際に行うのがかなり大変なのは、あなたも感じていることと思います。ですが、睡眠、運動、休息は、三位一体です。

メラトニンを分泌させる「睡眠」、成長ホルモンを分泌させる「運動」、そして副交感神経を優位にする「休息」。運動は睡眠を深め、睡眠前の休息が睡眠を深めます。どれかが欠けても自然治癒力の発揮は不十分になってしまいます。

睡眠、運動、休息は、心と身体の健康のために必須の条件とも言えます。いくら本書に書かれたことを実践しても、毎日の睡眠時間が4時間しかなければ、そのうちストレスでまいってしまうのは、目に見えています。

あなたが「苦しい」を抱えているとするならば、まずすべきことは、睡眠、運動、休息の時間の確保です。

家をつくるとき、コンクリートの土台を敷いて、その上に家を建てていきます。私たちの生活も、一番の基本には睡眠、運動、休息を置かなければならないのです。

睡眠、運動、休息は非常に奥が深いです。ここでは簡単に説明しましたが、それぞれ1冊ずつ本が書けるほどです。

私の『脳内物質仕事術』(マガジンハウス)では、かなり詳しく説明していますので、ご興味のある方はそちらもお読みになり、さらに理解を深めていただければ幸いです。

4 お酒

お酒はストレス発散に逆効果!?

「酒は百薬の長」「酒はストレス発散に役立つ」「お酒を飲むと、ぐっすり眠れる」

お酒に対してこのように思っている人も多いと思いますが、いずれも単純に正しいとは言えません。

多くの日本人は、間違ったお酒とのつきあいで、ストレスを強めて、より「苦しい」状態に陥ってしまっています。

もちろん、お酒とうまくつきあっている人もいます。しかし、適量の飲酒で心と身体の健康にお酒を役立てている人は、あまりいません。

「苦しい」を強めるのではなく、心と身体を健康にする「楽しい」お酒の飲み方について考えてみましょう。

お酒の飲みすぎが、ストレス回路とも呼ばれるＨＰＡ軸（視床下部―下垂体―副腎）をおかしくすることは、動物実験でも証明されています。**お酒を飲むことで、ストレスホルモンのコーチゾールが分泌されやすくなってしまうのです。**

また、アルコールの常用はストレス耐性を弱めるので、ちょっとしたストレスで落ち込みやすくなる、ということも報告されています。

お酒がストレス発散に役立つのは、あくまでも「適量」飲酒の範囲内に限ります。

お酒を「百薬の長」にする量は？

イギリスの医学者マーモット博士は、飲酒量と死亡率との関係を10年にわたって調べました。それによると、適量の飲酒をする人は、まったくお酒を飲まない人や大量に飲む人に比べ、長生きするという結果が得られたのです。適度のアルコールによって、心臓病などの循環器系疾患の発病が抑えられるのです。

この健康によい飲酒の量は、日本酒にして1合。ビールだと500ml缶1本、ワインだと200mlグラス1杯程度。酒好きには少々物足りないくらいが「適量」となります。

ですから、適量飲酒をきちんと守れば、心と身体の健康に役立つ、ということは言えます。

しかし、適量でも毎日の飲酒はおすすめできません。毎日飲めば、ほとんどの場合、1

回に飲む量が増えていくので、適量をオーバーしてしまうのです。最低でも週2日以上の「休肝日」が必要です。

やけ酒はうつ病を悪化させる

私の経験則ですが、うつ病の患者さんを治療していて、なかなか治らない方の話を聞いてみると、ほぼ連日の飲酒習慣がある方が非常に多いのです。

アルコールがうつ病を悪化させることは、多くのデータからもわかっています。お酒を飲み続ける限り、うつ病は治らない、と思ったほうがよいでしょう。

また、不眠症の患者さんの話をよく聞くと、「運動不足」か「飲酒」のどちらかが浮上します。特に、「お酒を飲むとよく眠れる」という間違った知識のせいで、眠るためにお酒を飲むという方が多いのです。

アルコールが入眠時間を短縮する（寝つきがよくなる）のは間違いありませんが、それ以上に睡眠持続時間を短縮します。つまり、連続して眠れなくなるのです。

飲んで帰った日の翌朝、とんでもなく早い時間に目が覚めてしまったという経験はありませんか？

それは、お酒の睡眠持続時間短縮効果によるものです。寝る前にお酒を飲むのは、不眠症の原因となります。

厚生労働省の大規模調査によると、「寝酒」を週1回以上行っている人ほど不眠を訴える傾向が強く、寝酒をする男性のうち、夜間や早朝の中途覚醒を訴える人は半数以上にのぼるという結果が出ています。

お酒が睡眠の質を低下させることもわかっています。

「眠れないなら、絶対にお酒は飲まない」

これを、新しい常識にしてください。

ストレスをためないお酒の飲み方

お酒は、「ストレス発散」のために飲むのではなく、ストレスをためないために、日々の「苦しい」を発散させ、緩和するために利用すべきであると、私は考えています。

お酒の席であれば、ざっくばらんに話すこともできますので、いろいろ悩みについて気軽に「相談」したり、仲間と親睦を深めることは、仲間による癒しの効果も期待できます。コミュニケーションの潤滑油として、お酒を活用していただきたいと思います。

お酒は、楽しむために飲む。コミュニケーションを深めるために飲む。そして、お酒に飲まれない。

「ストレスがたまっている」状態に陥った人は、飲みに出かけるよりも、さっさと家に帰って寝たほうが、よっぽどストレス発散になるのです。

最後に、「楽しい」を増やすお酒の飲み方と「苦しい」を増やすお酒の飲み方を、まとめておきます。

「楽しい」を増やすお酒の飲み方

1. 親しい仲間、友人と飲む
2. お酒でコミュニケーションを深める（コミュニケーションの潤滑油）
3. 楽しい話題、ポジティブな話題で盛り上がる
4. 楽しい理由で飲む（祝杯、自分へのご褒美）

「苦しい」を増やすお酒の飲み方

1. 「寝酒」（寝るためにお酒を飲む、寝る前に飲む酒）

2. 1人酒（酒に逃げる飲み方）
3. グチリ酒、悪口を言いながら飲む酒
4. 毎日の飲酒
5. 同じ理由で何度も飲む（ストレス発散になっていない）
6. 大量飲酒（二日酔いになるまで飲む）
7. 問題飲酒（記憶がなくなるまで飲む、暴力など酔っ払って人に迷惑をかける）

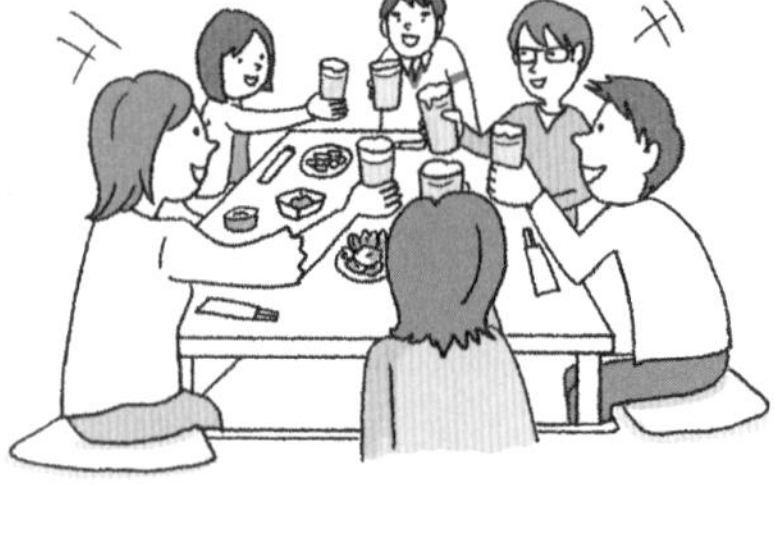

おわりに

最後までお読みいただき、ありがとうございます。

ここまで読んだあなたは、きっとこう思っているはずです。

「こんな簡単な方法で、『苦しい』が『楽しい』に変えられるの？」と。

答えは「イエス」です。

楽しいことを考える。ポジティブな言葉を使う。客観視してみる。表現する。相談する。

それでもどうにもならなければ、運動して眠る。

どれも難しいことではありません。ほとんどが、すぐに実行できることばかりです。

ですから、ぜひ実行してみてください。

実行したら、毎日続けてください。1つひとつを日々継続すれば、必ず効果が出ます。

多くの科学的データが、それを実証しているのです。

最初は意識的に行う必要があるでしょう。しかし、繰り返すうちに、意識しなくてもできるようになってきます。

無意識に「苦しい」を回避して「楽しい」をつくり出す考え方、行動ができるようになる。そうなれば、あなたの生活は根本的に変わります。

「苦しい」ことが減り、「楽しい」ことがどんどん増えてくるので、毎日が楽しくなります。

「苦しい」が「楽しい」に変われば、うつ病も、自殺する人も減るでしょう。

自殺の予防をライフワークとする精神科医として、「苦しい」を減らす人が、1人でも増えることを願っています。


東日本大震災以降、日本には「苦しい」を感じる人が著しく増えたはずです。家族や家財を失った方は当然のことながら、売上の大幅ダウンで経営難に陥っている会社も、たくさんあります。

テレビや新聞は、日本の先行き不安、政治不信、原発などのエネルギー問題などなど、暗いニュースで埋め尽くされています。しかし、「苦しい」は「試練」です。「苦しい」に押しつぶされてしまうのか、「苦しい」をエネルギーに変え、そこから大きく成長し、明るい未来をつくっていくのか。

私たち1人ひとりが心の持ち方や考え方を少し変えるだけでも、「希望」は見えてきます。「苦しい」と感じる人が1人でも減ってほしい。結果として、日本人に勇気と元気を取り戻してほしい。そんな思いも、本書に込めたつもりです。

この本には、私の思う「幸せ」になる方法を書きました。「苦しい」を「楽しい」に変え、ストレスを減らす。そうすれば心の安息と、身体の健康を手に入れることができるのです。

こんな時代ですが、それだけで、何にも代えがたい「幸せ」ではないでしょうか？

人生で一番大切なもの、それは「健康」だと思います。人は失うまで健康のありがたみに気づきにくいものですが、健康を害してしまえば、仕事もできませんし、家族を支え、守ることもできません。

本書で、心と身体に無理をかけない理想の働き方、そして真の健康と「幸せ」を手に入れていただけましたら、精神科医として、著者として、これほど嬉しいことはありません。

樺沢 紫苑

参考文献

・『脳内物質仕事術』（樺沢紫苑著、マガジンハウス）
・『めざせ100歳！―いつも健康で長生きする31の秘訣』（デービッド・マホーニー、ウィリアム・サファイア、リチャード・レスタック著、サンブックス）
・『脳の力を100%活用するブレイン・ルール』（ジョン・メディナ著、NHK出版）
・『ストレスに負けない脳　心と体を癒すしくみを探る』（ブルース・マキューアン、エリザベス・ノートン・ラズリー著、早川書房）
・『脳を活かす勉強法　奇跡の「強化学習」』（茂木健一郎著、PHP研究所）
・『脳を活かす仕事術「わかる」を「できる」に変える』（茂木健一郎著、PHP研究所）
・『今すぐあなたを変える！　ビジネス脳を鍛える8つの行動習慣』（田中和秀著、三和書籍）
・『共感する脳』（有田秀穂著、PHP研究所）
・『脳からストレスを消す技術』（有田秀穂著、サンマーク出版）
・『快楽物質　エンドルフィン』（ジョエル・デイビス著、青土社）
・『エンドルフィン　脳がつくるアヘン』（C・F・レヴィンソール著、地人書館）
・Ten Professional Development Benefits of Volunteering (Everything I Learned in Life I Learned through Volunteering). Mary V. Merrill, LSW, Merrill Associates
・『睡眠ホルモン 脳内メラトニン・トレーニング―よく眠れない人のための本』（有田秀穂著、かんき出版）
・『驚異のメラトニン』（ウォルター・ピエルパオリ、キャロル・コールマン、ウィリアム・リーゲルソン著、チャーチルリビングストーンジャパン）
・『奇跡のホルモン　メラトニン』（ラッセル・J・ライター、ジョー・ロビンソン著、講談社）
・『脳を鍛えるには運動しかない！』（ジョン・J・レイティ、エリック・ヘイガーマン著、NHK出版）
・『なぜ、「これ」は健康にいいのか？　副交感神経が人生の質を決める』（小林弘幸著、サンマーク出版）

読者限定「無料プレゼント」のお知らせ

PRESENT 1

「苦しい」が「楽しい」に変わる方法 音声解説版（音声セミナー全30分）

本書の最も重要な部分を、樺沢自身が、音声にて詳しく解説したものです。本書の理解を深めるのにお役立ていただけます。

PRESENT 2

「苦しい」が「楽しい」に変わる方法 まとめPDF

本書の最も重要なエッセンスを１枚のＰＤＦファイルにまとめました。いつも見える場所に貼っておくなど、本書の内容を復習するのにお役立ていただけます。

PRESENT 3

対処不能のストレスを消す方法（音声セミナー全33分）

本書「第６章」の睡眠、運動、休息について、詳しく解説させていただきました。自然治癒力を発揮させる究極の方法を理解し、健康な身体づくりの基本を学んでください。

これらの３つのプレゼントは、以下のURLからダウンロードできます。

▼

http://www.dvd2.biz/asa/

また、樺沢紫苑が発信する精神医学、心理学の情報、日々の癒しの言葉を読みたい方は、Facebookページ「精神科医　樺沢紫苑」
http://www.facebook.com/kabasawa3 をご覧ください。

著者紹介

樺沢 紫苑（かばさわ・しおん）

精神科医・作家

1965年、札幌生まれ。1991年、札幌医科大学医学部卒業。同大医学部神経精神医学教室に入局。大学病院、総合病院、単科精神病院など北海道内の8病院に勤務する。2004年から米国シカゴのイリノイ大学に3年間留学。うつ病、自殺についての研究に従事。帰国後、東京にて樺沢心理学研究所を設立。精神医学の知識、情報の普及によるメンタル疾患の予防を目的に、メールマガジン15万人、ツイッター13万人、Facebook 5万人、累計33万人のインターネット媒体を駆使し、精神医学、心理学、脳科学の知識、情報をわかりやすく発信している。

著書に『自殺という病』（秀和システム、本名・佐々木信幸の名で執筆）、『脳内物質仕事術』（マガジンハウス）、『精神科医が教える 1億稼ぐ人の心理戦術』（中経出版）、『小児科臨床ピクシス 15 不登校・いじめ その背景とアドバイス』（中山書店、「いじめ自殺」の項目を佐々木信幸の名で分担執筆）、『メールの超プロが教えるGmail仕事術』『ツイッターの超プロが教えるFacebook仕事術』（共にサンマーク出版）ほか。

「苦《くる》しい」が「楽《たの》しい」に変《か》わる本《ほん》

「つらい」を科学的《かがくてき》になくす7つの方法《ほうほう》

〈検印省略〉

2011年 10月 24日 第1刷発行

著　者――樺沢 紫苑（かばさわ・しおん）

発行者――佐藤 和夫

発行所――株式会社あさ出版

〒171-0022 東京都豊島区南池袋 2-9-9 第一池袋ホワイトビル 6F

電　話　03 (3983) 3225 (販売)

　　　　03 (3983) 3227 (編集)

F A X　03 (3983) 3226

U R L　http://www.asa21.com/

E-mail　info@asa21.com

振　替　00160-1-720619

印刷・製本 (株) ベルツ

乱丁本・落丁本はお取替え致します。

ISBN978-4-86063-485-8 C2034